Von Tom Monte ist außerdem erschienen:

Die fünf Wege der Heilung (Band 76074)

Über die Autoren:

Alice Burmeister lernte Jin Shin Jyutsu 1982 kennen und war mehrere Jahre Schülerin von – ihrer späteren Schwiegermutter – Mary Burmeister. Heute ist sie eine engagierte Vertreterin dieser Heilkunst. Sie lebt in Scottsdale in Arizona. Mary Burmeister lernte bei dem japanischen Heiler Jiro Murai zwölf Jahre Jin Shin Jyutsu und gilt heute als weltweit beste Kennerin dieses Systems.

Tom Monte hat zahlreiche Bücher zu Gesundheits- und Umweltthemen verfaßt und schreibt regelmäßig Artikel für namhafte Zeitungen und Magazine, u. a. für *The Chicago Tribune, Saturday Evening Post* und *New Age Journal*. Mit seiner Frau und seinen drei Kindern lebt er in Amherst, Massachusetts.

Alice Burmeister
Tom Monte

Heilende Berührung

Körper, Seele und
Geist mit Jin Shin Jyutsu
behandeln

Aus dem Amerikanischen von Edith Steffen

Knaur

Die amerikanische Originalausgabe
erschien 1997 unter dem Titel »The touch of healing«
bei Bantam Books, New York

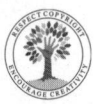

Deutsche Erstausgabe September 1998
Copyright © 1997 by Alice Burmeister
Copyright © 1998 der deutschsprachigen Ausgabe
bei Droemersche Verlagsanstalt Th. Knaur Nachf., München
Jin Shin Jyutsu ist ein eingetragenes Warenzeichen in den USA.
Zum Zeitpunkt der Drucklegung war in Deutschland eine Registrierung
als eingetragenes Warenzeichen beantragt, jedoch noch nicht genehmigt.

Umschlagillustration: Susannah zu Knyphausen, München
DTP-Satz und Herstellung: Barbara Rabus
Druck und Bindung: Ebner Ulm
Printed in Germany
ISBN 3-426-76179-3

2   4   5   3   1

Danksagungen

Die Autoren möchten den folgenden Menschen für ihre Hilfe und ihren Rat danken: Mary Burmeister, David Burmeister, Pat Meador, Muriel Carlton, Philomena Dooley, Wayne Hackett, Susan Brooks, Lynne Pflueger, Waltraud Riegger-Krause, Matthias Roth, Jed Schwartz, Dr. Haruki Kato, Sara Harper, Janet Oliver, Priscilla Pitman, Phyllis Singer, Brian Tart, Doyle Darragh, Jean Fraschina, Jeanette Chorlian, Norm Goldstein, Ian Kraut, Karen Moore, Steve Black, Connie Fisher, David Reynolds, Reuben und Rhoda Draisin sowie allen Schülern und Klienten von Jin Shin Jyutsu, deren zahlreiche Erfahrungsberichte an vielen Stellen dieses Buches erscheinen.

Inhalt

Vorwort

Meine Eltern waren Geschichtenerzähler. Ich wuchs damit auf, Geschichten aus der Mythologie und aus uralten Zeiten zu hören. Oft erinnere ich mich an eine Geschichte, die sich auf einem Marktplatz im antiken Griechenland abspielte:

Zwischen zwei Männern kam es zu einem Kampf. Unter den dabeistehenden Menschen befand sich auch Pythagoras, der große Mathematiker und Philosoph. Als gerade einer der Kämpfer kurz davor war, den anderen mit seinem Schwert zu treffen, nahm Pythagoras seine Laute auf und ließ einen einzigen klaren Ton erklingen. Als der wütende Mann diesen Ton vernahm, legte er sein Schwert nieder und ging fort.

Pythagoras' Verständnis harmonischer Beziehungen half ihm dabei, den einen vollkommenen Ton auszuwählen, der den Mann beruhigen konnte.

Die Heilkunst des Jin Shin Jyutsu hilft uns, diesen Ton, diesen vollkommenen Ausdruck der Harmonie, der in uns allen existiert, zu finden. Diese Kunst ist Philosophie, Psychologie und Physiologie zugleich. Sie führt uns eine Seinsweise vor, bei der wir die kosmische Einheit verstehen, uns selbst erkennen und selbst helfen können.

Ein Freund sagte einmal, daß Jin Shin Jyutsu »auf komplizierte Weise einfach« sei. Wer die tiefgreifende Bedeutung dieser Physio-Philosophie versteht, wahrhaft respektiert und ihre Praktiken entsprechend befolgt, sollte sich weder durch die Größe dieser Kunst einschüchtern lassen, noch sich ängstlich um ihre Ausübung sorgen. Es handelt sich hierbei nicht um die Anwendung einer Technik, sondern um die Vorführung einer Kunst, um das einfache Sein eines Kanals, durch den die unendlichen Kräfte des Schöpfers fließen.

Jin Shin Jyutsu ist eine lebenslange Reise zu Selbsterkenntnis und Harmonie. Dieses Buch versteht sich als Straßenkarte für diese Reise. Es hilft dem Leser, die richtige Richtung einzuschlagen und zeigt, wie die Reise fortgesetzt wird. Das Erlernen der Reiseroute ist dabei nur der erste Schritt. Die Fortdauer der Reise hängt von der Befolgung der anerkannten Praktiken der Kunst und von einer unbelasteten Zwiesprache mit dem Schöpfer ab. Möge die Reise des Lesers so gesegnet sein wie die meinige.

Mary Burmeister

Einführung

Ein einfacher Weg zu Gesundheit und Ausgeglichenheit

Im Jahre 1977 nahm Celeste Martin an einer Immobilienkonferenz in New Orleans teil – ein seltenes Ereignis für sie, da sie nur dann reisen konnte, wenn ihre Gesundheit dies erlaubte. Celeste litt an Phlebitis, einer lebensbedrohlichen Krankheit, die zu Blutgerinnseln führt. Als vorbeugende Maßnahme mußte sie mehrmals täglich ein Blutverdünnungsmittel einnehmen und ihr Blut regelmäßig ärztlich untersuchen lassen.

Celeste litt bereits seit neunzehn Jahren an dieser Krankheit und war deswegen auch schon häufig im Krankenhaus gewesen. Aufgrund von Blutgerinnseln hatte man bereits die großen Rosenadern der Beine entfernen müssen, und zweimal hatte sich ein Blutgerinnsel in der Lunge gebildet. Diese beiden Lungenembolien hätten ohne entsprechende medizinische Eingriffe tödlich ausgehen können. Ferner hatte sie aufgrund von kleineren Embolien verschiedene transitorische ischämische Attacken erlitten, und die chronisch geschwollenen Beine sowie eine schlechte Durchblutung machten es erforderlich, daß ihre Beine mit elastischen Stützverbänden bandagiert werden mußten.

In einer Art Aufbegehren gegen die Begrenzungen, die ihr durch die Krankheit auferlegt waren, entschied sich Celeste nun plötzlich dazu, all dem für eine Woche zu entrinnen und zu dieser Konferenz zu fahren. Dort kam eines Tages wie aus heiterem Himmel ein Mann namens Charles auf sie zu, der ihr einen merkwürdigen Ratschlag erteilte: »Wenn Sie nicht mehr weiter so aussehen möchten, als wären Sie halbtot, wüßte ich eine Frau, die Ihnen helfen kann.«

Die Frau, die Charles meinte, war Mary Burmeister, Lehrerin und Praktikerin einer wenig bekannten Heilkunst namens Jin Shin Jyutsu. Als Charles erklärte, daß Jin Shin Jyutsu durch nichts anderes als die einfache Anwendung der Hände enorme Ergebnisse erzielen könne, reagierte Celeste sofort skeptisch. Ihre einundzwanzigjährige Tätigkeit als Krankenschwester, ihre Ausbildung und ihre Erfahrungen hatten ihr eine Lebensanschauung vermittelt, in der diese Information keinen Platz fand. Sie fuhr mit dem Gedanken zurück nach New Jersey, daß Charles zwar ein interessanter Mann war, aber keine Bedeutung für sie hatte.

Einen Monat später kam Celeste von der Arbeit nach Hause und hatte ein seltsames kribbelndes Gefühl in ihrem Gesicht, als wäre sie in ein dickes Spinnennetz gelaufen. Noch am gleichen Tag verlor sie auch noch jegliches Gefühl und sämtliche Kraft in der linken Hälfte ihres Körpers. Bemerkenswerterweise rief Charles ausgerechnet an jenem Abend an, um sich nach ihrem Befinden zu erkundigen. Als sie ihm von ihren Symptomen erzählte, bat er sie aufzulegen und sich in der Nähe des Telefons aufzuhalten. Er wollte sie gleich zurückrufen. Charles rief Mary Burmeister an, die ihm Anweisungen gab, wie Celeste selbst zur Linderung der Symptome beitragen konnte. Charles rief zurück und übermittelte Celeste die Informationen. In den folgenden Stunden führten ihre Kinder die Anweisungen aus. Sie legten ihre Hände auf die entsprechenden Stellen von Celestes Körper. Um zwei Uhr morgens waren alle Symptome verschwunden.

»Am nächsten Tag wäre ich ins Krankenhaus eingewiesen worden«, erinnert sich Celeste. »Aber statt dessen ging ich zur Arbeit.« Am Abend rief Charles noch einmal an. Als sie ihm erzählte, daß die Symptome verschwunden seien, antwortete er: »Glauben Sie mir jetzt, was ich Ihnen erzählt habe?«

Celeste glaubte ihm, und Anfang April fuhr sie für zehn Tage nach Scottsdale in Arizona, um sich mit Jin Shin Jyutsu behandeln zu lassen. Mary Burmeister war zu jener Zeit verreist, so daß der langjährige Jin Shin Jyutsu-Praktiker Pat Meader Celeste behandelte. Pat arbeitete mit Celeste in zwei Sitzungen pro Tag, von denen eine am Morgen und eine am Nachmittag stattfand. Im Lauf der neunten Sitzung hatte Celeste auf einmal das seltsame Gefühl, verwandelt zu werden, so als würde sich eine tiefsitzende Blockade in ihrem Inneren lösen. Es war ihr, als würde Energie frei in ihrem Inneren fließen. Später an jenem Tag erhielt Celeste einen Anruf. Ohne nachzudenken stand sie auf und ging zum Telefon und bemerkte erst, als sie den Hörer abnahm, daß sie keine Schmerzen in den Beinen hatte. Ganz im Gegenteil – ihre Beine fühlten sich kräftig und frei beweglich an. Plötzlich stieß sie einen Freudenschrei aus: »Ich habe keine Schmerzen in meinen Beinen!«

Bei ihrer Rückkehr nach New Jersey wurde Celeste von ihrem Cousin am Flugplatz abgeholt. Der Cousin erkannte sie kaum wieder. Und nachdem sie wieder zu Hause war, wurde sie einer umfassenden medizinischen Untersuchung unterzogen, die ergab, daß sowohl der Blutdruck als auch die Blutgerinnungsmechanismen völlig normal waren. »Was haben Sie gemacht?« fragte der Arzt. Celeste erklärte es ihm. »Nun, was immer es ist, machen Sie weiter damit.« An diesem Punkt wußte Celeste, daß sie wieder genesen war. »Ich hatte keine Angst mehr«, erinnert sie sich. »Ich hatte immer mit der Angst gelebt, daß sich ein Blutgerinnsel lösen und mich plötzlich töten würde. Diese Angst war nun völlig verschwunden.« Mit 44 Jahren hatte sie das Gefühl, neu geboren zu sein.

Celestes Erfahrung ist bemerkenswert, aber keineswegs atypisch. Das Leben zahlloser anderer Menschen ist durch den Kontakt mit Jin Shin Jyutsu auf dramatische Weise verbessert worden. Wie Celeste waren viele zuerst skeptisch, was die Möglichkeiten der Heilung betraf. Diese Kunst ist so entwaffnend einfach und sanft, daß sich viele über ihre Wirksamkeit nur wundern können. Und doch ist ihr subtiler Charakter eine der grundsätzlichen Komponenten ihrer Wirksamkeit. Eben weil es auf so sanfte Weise eingreift, ermöglicht es Jin Shin Jyutsu dem Behandelten, sich leichter zu fühlen und sich dem Heilungsprozeß mehr zu öffnen.

Jin Shin Jyutsu ist jedoch weitaus mehr als ein besseres Placebo. Seine Prinzipien und Praktiken sind in uralten, lange vergessenen Heiltraditionen verwurzelt. Die Kunst wurde, wie wir gleich sehen werden, nach Jahren sorgfältiger und systematischer Nachforschungen eines Mannes – des Meisters Jiro Murai – wiederentdeckt. Murai gab sein Wissen später an Mary Burmeister weiter.

Mary Burmeisters Ehemann Gil teilt das folgende Erlebnis mit, das hervorragend die Subtilität, aber auch die Kraft dieser Heilkunst illustriert. Nach dem zweiten Weltkrieg diente Gil in Japan als Zivilangestellter bei der amerikanischen Armee. Nicht lange nachdem Mary in Japan angekommen war, lernte sie Gil kennen, der schon bald ihr Verehrer wurde. In der Zwischenzeit war Mary eine Schülerin von Jiro Murai geworden.

Zu jener Zeit litt Gil an einem chronischen rektalen Juckreiz, der schließlich zur Entstehung einer Fistel führte, die operativ entfernt werden mußte. Doch sogar nach der Operation bestand der Juckreiz fort. Kein Medikament konnte diese Unannehmlichkeit lindern. Ein Jahr nach der Operation schlug Mary vor, daß sich Gil von Jiro Murai behandeln lassen könnte. Gil war einverstanden.

Gil betrat den spärlich eingerichteten Raum des Meisters Murai, dessen einziger sichtbarer Einrichtungsgegenstand eine weiße Matte war, die in der Mitte des Holzfußbodens lag. Murai lud Gil ein, sich auf die Matte zu legen. Gil folgte der Einladung, und der Lehrer legte seine Hände auf ihn. In dem Augenblick, in dem Gil die Berührung Murais spürte, schien eine enorme Welle an Energie seinen Körper zu durchdringen. »Ich hatte so ein Gefühl von rauschender Energie«, erinnerte sich Gil viele Jahre später daran. Er schlief sehr schnell ein und lag viele Stunden schlafend da.

In der Zwischenzeit tat Murai nichts anderes, als seine Hände auf verschiedene Stellen von Gils Körper zu legen. Als Gil später erwachte, war der Juckreiz verschwunden und kehrte nie wieder zurück.

Murai war ohne Frage ein ausgezeichneter Mann, und seine peinlich genauen Forschungen vermittelten ihm ein tiefes Verständnis der Komplexität des menschlichen Körpers. Dies ermöglichte es ihm, die Quelle von Gils Leiden einzukreisen.

Das Wichtigste an diesem Verständnis war jedoch, daß es Murai dazu führte, das Bewußtsein einer Heilkunst wiederzuerlangen, die sowohl einfach als auch breitgefächert in der Anwendung ist. Jeder der es wünschte, so stellte er fest, konnte diese Kunst erlernen und sie zum eigenen und zum Nutzen anderer anwenden. Um zukünftigen Generationen die Gelegenheit zu verschaffen, Jin Shin Jyutsu zu erlernen, teilte er alles, was er konnte, der jungen Mary Burmeister mit.

Heute, mehr als vierzig Jahre später, hat Mary Menschen aus allen Teilen der Welt in Jin Shin Jyutsu unterrichtet. Eine ihrer Schülerinnen ist Celeste Martin. Kurz nachdem sie ihre bemerkenswerte Genesung erlebte, beschloß Celeste, sich dem Studium und der Ausübung von Jin Shin Jyutsu zu widmen. Ja, es dauerte gar nicht lange, bevor sie fähig war, die Kunst zum Nutzen einer anderen Person anzuwenden, und diese war ihre Mutter.

Im April 1979 wurde die Hüfte von Celestes Mutter bei einem Sturz zertrümmert. Das Trauma führte zu einer Stauungsinsuffizienz und zum Koma. Celeste rief Mary Burmeister an und fragte sie, ob Jin Shin Jyutsu für ihre Mutter eine Hilfe sein könne. Mary gab ihr Anweisungen, auf welche Stellen sie die Hände legen sollte. Am nächsten Tag stand Celeste am Bett der im Koma liegenden Mutter.

»Mary hatte mich angewiesen, wo ich meine rechte und wo ich meine linke Hand auflegen sollte«, erinnert sich Celeste. »Aber ich wußte nicht, was ich tat. Ich wußte nicht, was ich tun konnte, wenn überhaupt etwas.« Trotzdem begann Celeste, Jin Shin Jyutsu gemäß Marys Anweisungen auszuüben.

Celestes Mutter war mit einem Katheder versehen worden. Ein Plastikbeutel hing neben dem Bett, in den einige Zentimeter Urin getropft waren. Celeste hatte etwa fünfzehn Minuten Jin Shin Jyutsu ausgeübt, als sie aufsah und feststellte, daß der Beutel voll war und sogar überlief. Sie klingelte sofort nach der Schwester, die in das Zimmer stürzte. Als sie den Beutel sah, sagte die Schwester zu Celeste: »Das ist aber seltsam. Ich war doch gerade erst hier, und da war noch fast gar nichts im Beutel.«

Als die Schwester diese Worte sagte, öffnete Celestes Mutter die Augen und fragte: »Bist du das, Celeste?« Von dem Augenblick an ging es ihr allmählich besser. Schließlich genas sie vollständig. »Ich war schockiert und verwundert«, sagt Celeste. »Ich hatte auch Angst. Ich wußte nicht, daß ein einfacher Mensch wie ich solche Dinge tun konnte. Ich hatte akzeptiert, daß Mary eine solche Fähigkeit hatte. Aber nun mußte ich voller Demut feststellen, daß Menschen auch durch mich geholfen werden konnte.«

Celestes Erfahrung mit ihrer Mutter ist ein Beispiel für die wunderbare Zugänglichkeit von Jin Shin Jyutsu. Mit nur einem Minimum an Erfahrung war sie in der Lage gewesen, bei dem Heilungsprozeß ihrer Mutter entscheidend zu helfen. Jeder von uns hat das gleiche Potential. Ein Bewußtsein der Grundbegriffe und der Grundpraktiken von Jin Shin Jyutsu stellt ein wunder-

bares Werkzeug dar, den uns Nahestehenden Hilfe an-
zubieten. Und wie der folgende Erfahrungsbericht beschreibt, kann es auch in großem Maße zu unserer Fähigkeit beitragen, uns selbst zu helfen.

Im Jahre 1983 bekam Amy im Alter von 38 Jahren
starke Gelenkschmerzen und -entzündungen. Zuwei-
len wurden die Schmerzen in ihren Knien und Füßen
so stark, daß sie tagelang nicht gehen konnte. Zuerst
dachte ihr Arzt, sie leide an rheumatoider Arthritis,
aber das Vorhandensein bestimmter Gelenkleiden
konnte durch Tests nicht bestätigt werden. Der Arzt
verschrieb ihr sodann Kortison und andere entzün-
dungshemmende Medikamente.
1985 zeigten Tests, daß sich Amys Leber vergrößert
hatte. Weitere Tests einschließlich einer Leberbiopsie
schlossen zwar Krebs aus, ergaben jedoch keine ein-
deutige Diagnose. In der Zwischenzeit verschlimmer-
ten sich die Symptome. 1988 zeigten Tests deutlich,
daß die Leber nicht richtig funktionierte. Der Arzt teilte Amy mit, daß sie an einer Bindegewebserkrankung
litt, ein nicht-spezifischer Terminus für zahlreiche
Störungen.
Schließlich stellten die Ärzte die Diagnose, daß Amy
Lupus habe, eine Krankheit, bei der das Immunsystem
des Körpers das Bindegewebe und lebenswichtige Organe einschließlich des Gehirns und der Nieren an-
greift.
Im Sommer 1990 nahm Amys Zustand eine dramatische Wende zum Schlechten. Anhand von Untersuchungen wurde festgestellt, daß die Nierenfunktion
nur noch 50 Prozent ihrer Maximalleistung erbrachte.
Der Nierenspezialist, der Amy betreute, informierte

sie, daß sie bei einer Nierentätigkeit von 20 Prozent und darunter eine Dialyse benötigen würde.

Als es eigentlich schon nicht mehr schlimmer werden konnte, wurde Amy auch noch in einen Autounfall verwickelt, durch den sie sich starke Nackenschmerzen zuzog. Ironischerweise sollte der Unfall das Tor zur Gesundheit öffnen.

Zur Linderung der Nackenschmerzen begab sich Amy bei einer Masseurin namens Gina in Behandlung, die erst vor kurzem Jin Shin Jyutsu in ihre Behandlungsmethoden mit aufgenommen hatte. Dank der Massagen fühlte sich Amy besser, so daß sie sich drei Wochen lang täglich mit Jin Shin Jyutsu behandeln ließ. Schon bald erlebte sie eine bedeutende Verbesserung ihrer gesamten Kraft und Vitalität. Gleichzeitig besserte sich zum ersten Mal seit Jahren die Flüssigkeitsretention.

Im folgenden Monat wurden Amys Nieren wieder überprüft. Die Untersuchungen ergaben, daß die Nierenfunktion nunmehr bei 25 Prozent lag. Der Arzt erklärte ihr, daß bei einem weiteren Rückgang von 5 Prozent eine Nierentransplantation in Frage kommen werde. Im April 1994 zeigten Tests, daß die Nieren nur noch zu 21 Prozent funktionierten – gefährlich nah am Abgrund. In der Überzeugung, daß es nur noch eine Frage der Zeit war, meinten die Ärzte, daß in der nahen Zukunft entweder eine Nierentransplantation fällig sein werde oder eine regelmäßige Dialyse erforderlich sei.

»Nachdem ich die Testergebnisse erhalten hatte, verließ ich die Praxis meines Arztes und saß in meinem Auto. Ich dachte über meine Zukunft nach und was ich tun würde«, erinnert sich Amy. »Ich entschied mich in jenem Augenblick, daß ich keine Transplantation und keine Dialyse wollte. Ich wußte nicht, was genau ich tun würde, aber ich wollte keine der beiden Möglichkeiten akzeptieren.«

Als nächstes rief sie Marys Sohn, David Burmeister, im Jin-Shin-Jyutsu-Büro in Scottsdale an. David ermutigte Amy, sich weiterhin der medizinischen Versorgung zu unterziehen und empfahl ihr Marilyn, eine langjährige Praktikerin, die in Amys Heimatstadt Dallas arbeitete.

Im Mai 1994 ging Amy zum ersten Mal zu ihr. »Ich wußte während der ersten Behandlung bei Marilyn, daß etwas Besonderes mit mir geschah«, erinnert sich Mary. »Es schien, als ob ein Gewicht von meinem Körper gehoben würde.« Bald hatte Amy so viel Energie, daß sie nicht mehr wußte, was sie mit sich anfangen sollte. »Eines Tages fühlte ich mich so lebendig und voller Energie, daß ich alle Fußleisten in meinem Haus putzte.«

Von Mai an ging Amy zwei- bis dreimal wöchentlich zu Marilyn und einmal wöchentlich zu Gina. In der Zwischenzeit waren ihr eine Vielzahl von Jin-Shin-Jyutsu-Selbsthilfeübungen gezeigt worden, die sie täglich anwenden konnte, um ihren Zustand zu verbessern.

Laut Gina war es Amys unermüdlichem Einsatz bei den Jin-Shin-Jyutsu-Selbsthilfeübungen zu verdanken, daß der entscheidende Wendepunkt herbeigeführt wurde. Im August 1994 hatte Amy wieder eine Nierenuntersuchung. Diesmal war eine gravierende Veränderung eingetreten. Die Testergebnisse zeigten, daß die Nierenfunktion nun 30 Prozent betrug. Der Arzt wunderte sich über die Verbesserung. »Wenn Sie 40 Prozent erreichen«, sagte er ihr, »lerne ich dieses Jin Shin Jyutsu selbst.« Amys gesundheitlicher Zustand verbesserte sich ständig. Im August 1995 zeigte ein weiterer Test, daß ihre Nierenfunktion nun bei 43 Prozent lag. Jeder kann sich vorstellen, was das für sie bedeutete. Ihre Begeisterung führte sie schließlich dazu, einen Jin-Shin-Jyutsu-Kurs zu belegen und zu lernen, wie sie die Anwendungen für sich und ihre Familie einsetzen konnte. Sie faßt ihre Erfahrungen folgendermaßen zusammen: »Im Mai 1994, als es so aussah, als wären Nierentransplantation oder Dialyse unausweichlich, erzählte ich einem Freund, daß ich nicht glaube, sterben zu müssen, sondern daß ein Wunder geschehen werde. In gewisser Weise wurde ich zu dieser Heilkunst geführt. Hätte es Jin Shin Jyutsu nicht für mich gegeben, dann hinge ich heute an der Dialyse oder wäre vielleicht schon tot.«

Wie der vorangegangene Erfahrungsbericht deutlich zeigt, kann Jin Shin Jyutsu ganz normale Menschen dazu befähigen, sich selbst oder anderen auf scheinbar außergewöhnliche Weise zu helfen. Es ist unsere Hoffnung, dem Leser mit diesem Buch die Gelegenheit zu geben, das Gleiche zu tun. Wir haben dieses Buch eher für den Laien geschrieben als für den ernsthaften Praktiker. Es kann jedoch für beide ein nützliches Nachschlagewerk sein.

Es folgt ein Überblick über die wesentlichen Vorstellungen und Praktiken von Jin Shin Jyutsu, wie sie ursprünglich vom Meister Jiro Murai niedergelegt worden sind. Bis zum jetzigen Zeitpunkt mußte jeder, der sich diese Informationen beschaffen wollte, entweder einen autorisierten Jin-Shin-Jyutsu-Kurs belegen oder Mary Burmeisters Texte lesen. Um diese Ideen jedoch auch einer breiteren Leserschaft zugänglich zu machen, haben wir versucht, sie auf unkomplizierte Weise zu beschreiben. Um die besondere Art von Marys ursprünglichen Lehren zu erhalten, haben wir zahlreiche Zitate aus ihren Texten und Vorträgen übernommen. Diese erscheinen im allgemeinen zu Beginn jedes Abschnitts.

Schließlich möchten wir betonen, daß es nicht die Absicht dieses Buches ist, eine definitive umfassende Abhandlung zum Thema Jin Shin Jyutsu zu sein. Die vielen Facetten und Schichten dieser Heilkunst würden seinen Rahmen sprengen. Wer das hier beschriebene Material erweitern möchte, wird aufgefordert, einen autorisierten Jin-Shin-Jyutsu-Kurs zu belegen. Wer interessiert ist, kann sich für weitere Informationen an die Jin-Shin-Jyutsu-Kontaktstelle in Scottsdale wenden. Die Adresse mit Telefonnummer ist im Anhang aufgeführt.

Für die meisten Leser sind die Grundbegriffe und die Grundübungen, die im Mittelpunkt dieses Buches stehen, mehr als ausreichend. Sie stellen eine breite Auswahl an Hilfsmitteln dar, mit denen die körperliche, seelische und geistige Gesundheit ins Gleichgewicht gebracht werden können. Sie können in Verbindung mit herkömmlichen Behandlungsmaßnahmen eingesetzt werden, um den Heilungsprozeß bei sich selbst und bei anderen zu unterstützen. Oder sie können vorbeugend angewendet werden, um das Grundgefühl der Harmonie und des Wohlbefindens aufrechtzuerhalten. Schließlich ermöglicht es Jin Shin Jyutsu, Kenntnis von uns selbst zu erlangen und die lange in uns verborgene innere Fähigkeit wiederzuentdecken, die Qualität unseres Lebens nachhaltig zu verbessern.

1. Die Grundlagen der Heilkunst

Eine Studentin, die sich gerne mit der Heilkunst des Jin Shin Jyutsu vertraut machen wollte, besuchte ihren ersten Kurs. Während der Mittagspause stellte sich die Studentin der Lehrerin Mary Burmeister vor. Sie gab zu, sich ein wenig überfordert zu fühlen: »Ich weiß leider überhaupt nichts über Jin Shin Jyutsu.« Mary lächelte und sagte: »Sie wissen bereits alles darüber.«

Wir leben in einem Informationszeitalter. Die Medien sind heute in der Lage, Ereignisse überall auf der Welt bereits Sekunden nach ihrem Stattfinden zu übertragen. Das Internet verbindet uns mit detaillierten Daten. Wir hoffen in zunehmendem Maße, daß uns wissenschaftliche und technologische Fortschritte zu einem besseren Verständnis von uns selbst führen und uns die Geheimnisse des Wohlbefindens enthüllen können.

Unsere wachsende Abhängigkeit von Informationen hat das einfache, uns allen innewohnende Bewußtsein, das wir alle lange besessen haben, verdeckt. Dieses Bewußtsein enthält alles, was wir benötigen, um unsere Gesundheit und unsere Lebensqualität wahrhaft zu bereichern.

Die Heilkunst des Jin Shin Jyutsu ermöglicht es, dieses Bewußtsein wieder zu erleben. Mehr noch, sie lehrt, wie sie zum Zweck eines besseren körperlichen, geistigen und seelischen Wohlbefindens eingesetzt werden kann. Zu ihrer Anwendung bedarf es keiner komplizierten Technik oder eines besonderen Bemühens.

Das Leben in allen Dingen

In den ursprünglichen Heiltraditionen wurde kein Unterschied zwischen Körper, Geist und Seele gemacht. Folglich waren die Praktiken, die zur Unterstützung des Körpers eingesetzt wurden, auf körperliche, emotionale und spirituelle Ganzheit ausgerichtet. Überdies betrachteten die Menschen ihre Gesundheit oder »Harmonie« als abhängig davon, daß scheinbar ungleiche Elemente ins Gleichgewicht gebracht wurden. Jin Shin Jyutsu (*Dschin Schin Dschitsu* ausgesprochen) hilft uns zu erinnern, daß jeder von uns die einfachsten Instrumente besitzt, die zur Herbeiführung eines harmonischen Gleichgewichts benötigt werden – den Atem und die Hände. Es erinnert uns daran, daß diese Instrumente alles sind, was wir benötigen, um unsere körperliche und geistige Vitalität zu verbessern, was wiederum dazu beiträgt, die einer Krankheit oder »Disharmonie« zugrunde liegenden Ursachen zu beheben. Am wichtigsten ist jedoch, daß es unser Bewußtsein von der Lebensenergie, die das Universum durchdringt, wieder erweckt. Dieses erneute Bewußtsein versetzt uns in die Lage, lebensspendende Energie durch verschiedene Stellen unseres Körpers zu schicken.

Die Idee einer Lebensenergie, die das Universum durchdringt und allen Dingen Leben spendet, ist vielen von uns nicht vertraut. In einem Großteil der westlichen Welt wird das Leben höchstens als Ansammlung bestimmter chemischer Prozesse betrachtet, durch die Energienutzung, Stoffwechsel, Wachstum und Fortpflanzung ermöglicht werden.

Diese Anschauung, wie sie uns von der modernen Wissenschaft vermittelt wird, konzentriert sich auf die biologischen Aspekte des Lebens. Aus dieser Perspektive beginnt und endet das Leben mit der Biologie beziehungsweise mit dem physischen Teil des Lebens. Doch Jin-Shin-Jyutsu-Praktiker – wie ursprungsbewußte Menschen überall – stellen sich Fragen wie: Was treibt diese chemischen Wechselwirkungen an? Was spendet unseren Organen und Systemen Leben? Was ist das für eine Kraft, die dem Körper Leben gibt?

Um Antworten auf diese Fragen zu finden, haben ursprungsbewußte Menschen gelernt, sich auf die allem zugrunde liegende Energie zu besinnen, die dem physischen Körper Leben gibt. Sie betrachten Leben als etwas, das von einer einzigen lebendigen Kraft durchdrungen ist, die sich wiederum in jedem einzelnen Organismus manifestiert – in Pflanzen, Insekten, Tieren und Menschen. Im Griechenland der Antike wurde diese Energie als *Pneuma* bezeichnet, die Hindus nennen sie *Prana,* bei den Chinesen ist sie als *Chi* (auch *Qi*) bekannt und bei den Japanern als *Ki.*

Die Anerkennung einer Lebensenergie, die alle Lebewesen durchdringt, ist nicht nur eine philosophische Glaubensfrage. Es handelt sich dabei auch um eine praktische Herangehensweise an das Leben und an die

Heilung. Mehr oder weniger alle traditionellen Heilsysteme – von Aryuveda bis zu den griechischen und chinesischen Methoden – beruhen ja auf dem Grundsatz, daß zur Heilung des Körpers auch der Fluß der Lebensenergie in ihm gestärkt und harmonisiert werden muß. Diese Prinzipien bilden die Basis für Heilkünste wie Akupunktur und Akupressur, aber auch für die Verwendung von Heilkräutern und Lebensmitteln gemäß der chinesischen Medizin.

Mary Burmeister, die Jin Shin Jyutsu vor mehr als vierzig Jahren in der westlichen Welt einführte, illustriert die Bedeutung der Lebensenergie mit einer einfachen Analogie: »Was sorgt dafür, daß ein Automotor anspringt, wenn man den Schlüssel betätigt? Die Autobatterie. Die Batterie ist die notwendige Energiequelle für die verschiedenen Funktionen des Autos. Und was sorgt dafür, daß ein Herz schlägt? Wodurch wird die Atmung ermöglicht? Was macht Verdauung überhaupt möglich? Die Lebensbatterie. Eine Energiequelle ist notwendig, damit der Körper funktioniert. Diese Quelle ist die Lebensbatterie.«

Unsere Gesundheit oder Harmonie hängt von der freien und gleichmäßigen Verteilung dieser Lebensenergie überall in unserem Körper, in unserem Geist und in unserer Seele ab. Wenn der Streß und die Anstrengungen des Alltags den Fluß der Lebensenergie stören, sind sowohl der Geist, der Körper als auch die Seele davon betroffen. Wir erliegen nicht nur Sorge, Angst, Wut, Trauer und Verstellung, sondern wir neigen auch stärker dazu, krank zu werden oder »aus dem Gleichgewicht zu geraten«.

Vereinfacht ausgedrückt ist Jin Shin Jyutsu ein Weg, die Lebensenergie ins Gleichgewicht zu bringen. Es zeigt, wie einfache Handauflegesequenzen benutzt werden können, um ein emotionales Gleichgewicht zu erreichen, um Schmerzen zu lindern und von den Ursachen sowohl akuter als auch chronischer Störungen zu befreien. Es ist gut verträglich im Zusammenhang mit jeder anderen Therapie oder Medizin. Ferner läßt sich sein Nutzen steigern, so daß Vitalität und Selbsterkenntnis immer größer werden, je mehr wir diese Kunst ausüben.

Jin Shin Jyutsu kann überall und zu jeder Zeit angewendet werden. Seine Methoden sind so einfach und unauffällig, daß man sie in einem überfüllten Bus an sich selbst anwenden kann oder auch mitten in einer schwierigen Besprechung. Das einzige, was jemand bemerken könnte – wenn überhaupt etwas bemerkt wird – ist eine ausgeglichenere Haltung, eine entspannte Aura und bei näherem Hinschauen, daß man einen oder mehrere der eigenen Finger festhält.

Die vergessene Kunst wird wiederentdeckt

Der Name *Jin Shin Jyutsu* bedeutet »die Kunst des Schöpfers durch den mitfühlenden Menschen«. Die mit diesen Worten dargestellte Heilkunst beruht auf unserer natürlichen, uns innewohnenden Fähigkeit, uns selbst zu harmonisieren. Seit Jahrtausenden haben alte Völker dieses Bewußtsein genutzt, um sich selbst und andere zu heilen. Bei den nachfolgenden Generationen wurde dieses Bewußtsein immer schwächer, bis es beinahe völlig vergessen war. Anfang des zwanzigsten Jahrhunderts wurde Jin Shin Jyutsu von einem

japanischen Weisen namens Jiro Murai wiederentdeckt, und zwar aus Notwendigkeit.

Jiro Murai wurde 1886 in Taiseimura (das heutige Ka-
ga City) in der Ischikawa-Präfektur als zweiter Sohn
geboren. Jiros Vater war wie sein Vater und viele der
Vorfahren Arzt. Da nach japanischer Sitte nur vom
ältesten Sohn erwartet wurde, daß er den Beruf des
Vaters ergreifen würde, stand es Jiro frei, seinen eigenen Weg zu wählen. Er begann als Seidenraupenzüch-
ter. Doch er war von Natur aus leichtsinnig und frönte
dem übermäßigen Essen und Trinken – und das sogar
in einem solchen Ausmaß, daß er an Eßwettbewerben
teilnahm, bei denen er Geldpreise für den Verzehr
großer Mengen gewann. Im Alter von 26 Jahren wurde er ernstlich krank. Verschiedene Ärzte behandelten
ihn, doch sein Zustand verschlimmerte sich ständig,
bis man ihn für unheilbar erklärte und ihn aufgab. Sein
letzter Wille war, daß er von seiner Familie auf einer
Bahre zu ihrer Berghütte getragen und dort sieben Tage lang allein gelassen werden würde. Er bat sie darum, am achten Tag zurückzukehren.

Auf der Berghütte fastete Murai, meditierte und übte
sich in verschiedenen Fingerpositionen. Während dieser Zeit verlor er immer wieder das Bewußtsein. Sein
physischer Körper wurde kälter. Aber am siebten Tag
war ihm, als wäre er aus einem eiskalten Zustand her-
ausgehoben und in einen lodernden Hochofen geworfen
worden. Als die intensive Hitze nachließ, erlebte er
enorme Ruhe und inneren Frieden. Zu seiner großen
Überraschung war er geheilt. Er fiel auf die Knie, dank-
te und gelobte, sein Leben der Heilkunst zu widmen.

Murais Gelöbnis, die Ursachen von Disharmonien
verstehen zu wollen, war von großer Tiefe. Gil Bur-

meister erinnert sich an ihn als einen Mann, der von dem Drang nach Wissen geradezu besessen war: »Jiro führte seine Nachforschungen bei den Obdachlosen im Wano-Park in Tokio durch. Viele lebten in diesem Park. Jiro versorgte die Menschen dort und erforschte die unglaubliche Vielfalt von Krankheiten, an denen sie litten. Ich erinnere mich daran, daß er in einer Phase Ohrprobleme untersuchte. Er wollte mit jedem arbeiten, der Ohrbeschwerden jedweder Art hatte. Als er diese verstand, widmete er sich einem anderen Problem.« Murais außerordentliche Nachforschungen führten ihn zur Kenntnis einer Heilkunst, die er Jin Shin Jyutsu nannte.

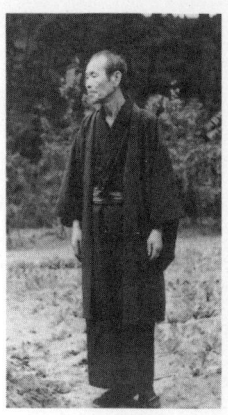

Jiro Murai

So wie sich Murais Verständnis dieser Kunst vertiefte, entwickelte sich auch die Bedeutung des Namens *Jin Shin Jyutsu.* Zuerst bedeuteten die Worte »die Kunst des Glücklichseins«, später »die Kunst der Langlebigkeit«. Die Bedeutung wurde später in »die Kunst des Wohlwollens« und schließlich zur »Kunst des Schöpfers durch den mitfühlenden Menschen« abgewandelt.

Soweit bekannt ist, verließ Jiro Murai Japan nie, doch es war sein Wunsch, daß die Kunst des Jin Shin Jyutsu der ganzen Welt verfügbar gemacht werden sollte. Um dies zu erreichen, wählte er eine junge japanisch-amerikanische Frau namens Mary Burmeister aus.

Die 1918 in Seattle im Staat Washington geborene Mary Iino (Marys Mädchenname) kam in den späten vierziger Jahren nach Japan, um als Übersetzerin zu arbeiten und Diplomatie zu studieren. Die hochintelligente Mary war eine Studentin mit Leib und Seele, von Natur aus der Wissenschaft verschrieben und bestrebt, an einer japanischen Universität zu arbeiten. Darüber hinaus gab es für sie den Anreiz, die Vorurteile zu überwinden, die japanisch-amerikanischen Menschen in Seattle entgegengebracht wurden, insbesondere jene, die sie selbst und ihre eigene Familie zu spüren bekommen hatten.

Mary wußte wenig über die Heilkünste, als sie Jiro Murai im Hause eines gemeinsamen Freundes kennenlernte. Murai ging auf sie zu und machte ihr eine Einladung, die ihr Leben verändern sollte: »Möchten Sie bei mir lernen, um ein Geschenk von Japan nach Amerika zu bringen?« Die erstaunte Mary war diesem Vorschlag merkwürdiger Weise spontan aufgeschlossen. »Ja«, war das einzige, was ihr zu sagen einfiel.

Die nächsten zwölf Jahre war Mary Murais Schülerin. Doch kurz nachdem sie bei ihm mit dem Unterricht begonnen hatte, wurde sie krank. Sie litt an furchtbaren Schmerzen und Schwächezuständen und konnte nicht mehr aufstehen. Wenn Freunde bei ihr zu Besuch waren, gingen sie hinterher weinend nach Hause, denn sie befürchteten, daß sie Mary vielleicht niemals wiedersehen würden.

Mehr als einen Monat lang behandelte Murai Mary dreimal die Woche, wobei er jedesmal eineinhalb Stunden mit dem Zug zu ihr fahren mußte. Da Mary so erschöpft war, behandelte er sie jeweils nur für fünf bis fünfzehn Minuten. Eines Tages sagte er nach einer Behandlung zu Mary, daß sie am nächsten Tag wieder gesund sein würde. Da sie sich immer noch matt fühlte und an Schmerzen litt, konnte sie es kaum glauben. Trotzdem wachte sie am nächsten Tag ohne jegliche Beschwerden auf und spürte schlagartig, daß sie vollständig genesen war.

Mary erinnerte sich später daran, daß diese Krankheit sie in tiefgreifender Weise formte. »Bis zu jenem Zeitpunkt hatte ich niemals Krankheit erlebt, hatte nicht einmal so etwas wie Kopfschmerzen gehabt. Ja, jedesmal, wenn jemand unter Kopfschmerzen litt, hielt ich dies für ein ›Ausweichmanöver‹, eine Art, Verantwortung zu umgehen.« Hinterher wußte sie, daß das Leiden nicht gespielt ist. Diese Erkenntnis gab ihr das nötige Mitgefühl, um ein Leben zu führen, daß der Hilfe anderer gewidmet war.

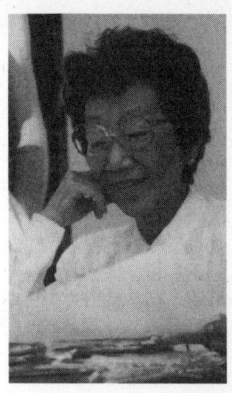

Mary Burmeister

In den nächsten vierzig Jahren war Mary nie wieder krank. 1954 zog sie wieder in die Vereinigten Staaten und ließ sich in Los Angeles nieder, doch erst 1963 begann sie aktiv, Jin Shin Jyutsu auszuüben.

Mary hat die Hoffnungen, die Murai in sie steckte, mehr als erfüllt. Seit dem Tod des Meisters im Jahre 1961 ist sie die in der Welt führende Lehrerin von Jin Shin Jyutsu sowie die Verkörperung von allem, was diese Kunst anbietet. Unermüdlich hat sie die Kunst des Jin Shin Jyutsu praktiziert und gelehrt, sowohl in den Vereinigten Staaten als auch in Europa.

Mary beschreibt die Essenz von Jin Shin Jyutsu mit dem Satz *»Mich selbst erkennen (mir helfen)«*. Wie sie in einem ihrer Texte schrieb: »Jin Shin Jyutsu erweckt unser Bewußtsein für die einfache Tatsache, daß alles, was für die Harmonie und das Gleichgewicht mit dem Universum – sowohl körperlich, seelisch als auch spirituell – benötigt wird, in mir selbst liegt. Durch dieses Bewußtsein wird das Gefühl des vollständigen Friedens, der Gelassenheit, der Sicherheit und der inneren Einheit offenbar. Kein Mensch, keine Situation und kein Ding kann mir dies wegnehmen.«

31

Die Grundgedanken

Als Einführung wollen wir uns nun den Kernaussagen widmen, die die Basis von Jin Shin Jyutsu bilden. Diese Grundgedanken können wie folgt zusammengefaßt werden:

• Es gibt eine Lebensenergie, die im gesamten Universum und in jedem einzelnen Organismus zirkuliert.
• Diese universelle Lebensenergie manifestiert sich in verschiedenen Dichtegraden. Diese Grade werden als *Tiefen* bezeichnet. Es gibt neun Tiefen. Auf der neunten Tiefe drückt sich die Energie in ihrer unendlichsten, undifferenziertesten Form aus. Beim Durchlaufen aller nachfolgenden acht Tiefen wird die Energie immer dichter und durchdringt allmählich alle spirituellen, psychischen und physischen Aspekte unserer Existenz.
• Der Atem ist die grundsätzlichste Ausdrucksform der Lebensenergie. Sie ermöglicht es uns, angehäuften Streß und angestaute Energie durch die Ausatmung zu entladen. Mit jedem Einatmen erhalten wir eine Fülle frischer, gereinigter Energie.
• Wenn sich die Lebensenergie ohne Hindernisse durch uns hindurchbewegt, befinden wir uns in vollkommener Harmonie. Blockaden – die zu körperlicher, geistiger und seelischer Disharmonie führen – werden durch *Einstellungen* geschaffen. Es gibt fünf grundlegende Einstellungen: Sorge, Angst, Wut, Trauer und Verstellung (Vertuschung). Alle Einstellungen entstehen aus *Angst* oder, wie Mary sagt, aus »falschen Beweisen, die echt erscheinen«*.

---

* Anm. d. Übers.: Auf Englisch: FEAR – **F**alse **E**vidence **A**ppearing **R**eal.

• Die Lebensenergie bewegt sich in deutlichen Bahnen durch den Körper, welche als *Ströme* bezeichnet werden. Diese Ströme sorgen für die Einswerdung und Integration des Körpers.

• Die Energie fließt in einem ununterbrochenen Oval auf der Vorderseite des Körpers hinunter und auf der Rückseite des Körpers wieder herauf. Durch diese Bewegung entsteht eine einander ergänzende Beziehung zwischen der oberen und der unteren Hälfte des Körpers sowie zwischen Vorder- und Rückseite. Wenn das Symptom der Disharmonie oberhalb der Taille erscheint, ist seine Ursache deshalb unterhalb der Taille zu finden. Eine ähnliche Beziehung besteht zwischen der Rück- und der Vorderseite des Körpers.

• Auf jeder Seite des Körpers befinden sich 26 Stellen, die als »*Sicherheits*«-*Energieschlösser* bezeichnet werden. Diese Sicherheitsenergieschlösser fungieren als Stromkreisunterbrecher, um den Körper zu schützen, wenn der Fluß der Lebensenergie blockiert ist. Wenn sich eines dieser Sicherheitsenergieschlösser verschließt, manifestiert sich ein Symptom im entsprechenden Körperteil. Dieses Symptom dient als Alarmsignal, das zugleich als Hinweis auf die Quelle des Ungleichgewichts zu verstehen ist.

• Schließlich ist in jedem von uns ständig eine zugrunde liegende Harmonie vorhanden, auch wenn wir an einer vorherrschenden Disharmonie oder Krankheit leiden. Obwohl solche Disharmonien viele verschiedene Formen anzunehmen scheinen, wurzeln sie alle in der gleichen Ursache, und zwar in der Blockierung von Lebensenergie. Deshalb werden die daraus resultierenden Disharmonien *Etiketten* genannt. Große angsteinflößende Etiketten wie Krebs oder Herzkrankheiten sind Hinweise auf große Mengen blockierter oder gestauter Energie. Weniger angsteinflößende Etiketten wie einfache Verdauungsstörungen oder Erkältungskrankheiten entstehen durch kleinere Blockaden. Unabhängig von seiner Größe kann jedes Etikett durch die Lösung der gestauten Energie behoben werden.

Entscheidend für die vorangegangenen Grundlagen ist der Gedanke der universellen Lebensenergie. Jin Shin Jyutsu lehrt uns, daß diese Energie mehr ist als eine abstrakte, unzugängliche Kraft. Eine der grundlegendsten Möglichkeiten, das freie Fließen dieser Energie zu fördern, ist eigentlich weitaus naheliegender als viele denken mögen – sie bietet sich uns in jedem unserer Atemzüge.

Das erste Tor zur Harmonie

Wir kommen in die Welt mit einem Ausatmen, um uns freizumachen und zu leeren, so daß wir empfangen können. Wir »holen« nie Atem. Wir »empfangen« den Atem.

Unter den Instrumenten zur Entspannung des Körpers und zur Behebung von Blockaden der Lebensenergie steht der Atem an erster Stelle. Alles, was wir zu jedem beliebigen Zeitpunkt benötigen, ist tief auszuatmen und es dem neuen Atem zu erlauben, auf natürliche Weise in uns einzuströmen. Mit jedem Ausatmen lassen wir angestauten Streß, körperliche Anspannung und *Angst** gehen. Tiefes Ausatmen entleert uns, so

---

* Vgl. Anmerkung auf S. 32.

daß wir das nächste Einatmen und seine lebensspendende Energie vollständiger empfangen können. Nun kann sich die Lebensenergie fließender durch unser System bewegen. Wir können durch den Atem, »die gereinigte Lebensessenz«, erfrischt und belebt werden. Der Leser möge dies vielleicht jetzt einmal selbst ausprobieren. Beim Ausatmen können wir spüren, wie die Anspannung aus den Schultern, dem Rumpf, dem Becken bis hinunter zu den Zehen hinausfließt. Mit jedem Atemzug werden wir entspannter und kehren tiefer in die Harmonie zurück, während sich die Spannung aus unserem Körper löst. Empfangen wir jeden Atem bewußt und dankbar.

Der Atem ist die Grundlage der Energie. Die Lebensenergie, die uns umgibt und das Universum durchdringt, ist uns in der Form des Atems allzeit zugänglich. Es gibt keinen Mangel an Lebensenergie. Es ist die am meisten verfügbare Ressource. Die Kraft, unser Leben und unsere Welt zu verwandeln, ist uns also immer zugänglich. Der Schlüssel zu dieser Verwandlung liegt einfach darin, auszuatmen und es der Lebensenergie zu erlauben, unser Wesen vollständig zu erfüllen. Wie Mary sagt: »In dem Atem, der ich bin, bin ich immer neu.«

Mary erinnert sich an einen Mann, der eines ihrer Seminare besuchte. Am Ende tat er alles ab, was sie gesagt hatte. Kurz darauf begab sich der Mann auf eine geführte Tour in den Grand Canyon. Als die Gruppe auf dem Grund des Canyons angekommen war, wurde der Mann krank und konnte keinen Schritt weitergehen. Der Führer war unerbittlich. »Hier gibt es keinen Sanitäter, keinen Maulesel und niemanden, der Sie heraustragen könnte«, sagte er. »Sie müssen es alleine schaffen.« Unglücklicherweise konnte sich der Mann aber nicht bewegen. Der Führer stieg mit der Gruppe wieder den Canyon hinauf, um Hilfe holen zu können. Als der Mann erschöpft und verzweifelt dalag, erinnerte er sich an Marys Worte: »*Der Atem ist das ultimative Instrument, gehe in den Atem hinein, atme aus und akzeptiere das Geschenk, das dir das Universum mit jedem Einatmen gibt.*« Er fing an, genau dies zu tun, auszuatmen und immer natürlicher und rhythmischer einzuatmen und mit jedem Einatmen die Lebensenergie zu empfangen. Wie durch ein Wunder fühlte er sich immer stärker. »Schon bald hatte er seine Gruppe eingeholt und schaffte es ohne jede Hilfe bis oben«, erinnert sich Mary. Später rief er Mary an, um ihr für das, was sie ihn gelehrt hatte, zu danken. Der Atem ist das einfachste und vollkommenste aller Hilfsmittel, die wir zur Verfügung haben. Wir können den Atem in jedem Augenblick unseres Wachzustands benutzen, um die Lebensenergie zu steigern und ins Gleichgewicht zu bringen, so daß wir jenes Reich betreten können, aus dem Harmonie und Heilung fließen.

Die sechsunddreißig Atemzüge

Dies ist eine einfache Atemübung, die alle Funktionen in uns ins Gleichgewicht bringt:
Zuerst zählen wir das Ausatmen (»Eins, ausatmen, einatmen. Zwei, ausatmen, einatmen. Drei, ausatmen, einatmen.« Und so fort). Wir zählen weiter, bis wir bei sechsunddreißig Atemzügen angekommen sind. Wenn wir den Faden verlieren, beginnen wir wieder von vorn.

Wir können die gesamte Übung auf einmal machen oder in mehreren Abschnitten über den Tag verteilt, wobei viermal neun Atemzüge gezählt werden. Wir sollten es dabei dem Atem erlauben, sich natürlich zu entfalten. Mit der Zeit wird der Atem von allein tiefer und rhythmischer.

2. Die Tiefen und Einstellungen

Ich tue nichts. Die universelle Energie tut alles. Deshalb kann ich für nichts das Verdienst in Anspruch nehmen. Gleichzeitig, weil ich nichts tue, ermüde ich nie. In all den Jahren, in denen ich Menschen mit ansteckenden Krankheiten geströmt habe, habe ich mich nie bei jemandem angesteckt. Mary Burmeister

Die Hände als »Starthilfekabel«

In den letzten vier Jahrzehnten hat Mary Burmeister an sechs Tagen pro Woche durchschnittlich zehn Menschen behandelt. Jede Sitzung dauert gewöhnlich eine Stunde. Obwohl viele Menschen große Strecken zurücklegen, um durch sie Heilung zu empfangen, sieht sie sich selbst nicht als Quelle der heilenden Energie. Sie glaubt vielmehr, daß jeder von uns die gleiche Fähigkeit besitzt, die universelle Lebensenergie durch den Körper zu kanalisieren, indem er seine Hände benutzt. Wenn wir einfach die Hände auf die entsprechenden Stellen auflegen, ermöglichen wir es der Lebensenergie, zu einer anderen Stelle des Körpers oder zu einem anderen Menschen zu fließen. Die universelle Lebensenergie durchdringt Kleidung, Bandagen oder Stützapparate. Der Fluß der Lebensenergie, der von den Händen des Praktikers auf den Empfänger übergeht, kann durch diese Dinge nicht behindert werden.

Stellen wir uns die Hände als Starthilfekabel vor. Wir müssen sie nur anlegen, Kraft wird nicht benötigt. Man muß weder reiben noch massieren. Wenn Mary die Anwendung der Starthilfekabel bespricht, erinnert sie ihre Schüler daran, daß Jin Shin Jyutsu keine Technik, sondern eine Kunst ist. Bei einer Technik ist es häufig erforderlich, daß man ganz bestimmte Regeln und die präzise »mechanische« Anwendung auswendig kann. Eine Kunst erfordert jedoch ein gewisses Verständnis und eine flexible, kreative Vorgehensweise. Für die Anwendung unserer eigenen Starthilfekabel gibt es deshalb keine absolute Regel. Was uns als die natürlichste Methode vorkommt, ist auch die richtige.

Im folgenden sind einige Hauptpunkte aufgeführt, die wir uns vor Augen halten können, wenn wir uns selbst oder eine andere Person *strömen*.

• Entspannen Sie sich. Wenn es Ihnen nicht gelingt, sich zu entspannen, lassen sie es einfach so, wie es ist. Versuchen Sie nicht, sich zu entspannen. Mit der Zeit werden Sie die Fähigkeit erlangen, sich zu entspannen, ohne es zu versuchen.

• Sie können sitzen, stehen oder sich hinlegen – was immer am bequemsten, am einfachsten und am praktischsten für Sie ist.

• Legen Sie Ihre Hände bei jedem Schritt der Übungssequenz einfach wenige Minuten auf oder solange, bis Sie ein gleichmäßiges, rhythmisches Pulsieren spüren können.

• Das Strömen (Halten) kann zu jeder Tageszeit erfolgen. Wenn die einfachen Sequenzen täglich angewendet werden, führen sie auch zu Ergebnissen.

Das Strömen selbst ist im Grund mühelos einfach. Wir können enorme Ergebnisse erzielen, indem wir einfach nur einen unserer Finger halten. Jeder unserer Finger ist für die Harmonisierung einer bestimmten Dimension oder *Tiefe* unseres Wesens verantwortlich. Die Harmonisierung jeder einzelnen dieser Tiefen ermöglicht es uns, die schädlichen Einstellungen (wie zum Beispiel Angst oder Trauer), die als Hauptursachen von gestauter Energie und Disharmonie gelten, zu entladen.

Tiefen und Einstellungen

Materie ist die niedrigste Ebene des Geistes, und Geist ist der höchste Grad der Materie.

Die enorme Bandbreite von Jin Shin Jyutsu wird am stärksten bei dem Begriff der *Tiefen* ersichtlich. Die Tiefen sind sowohl ein praktisches Instrument der Heilung als auch ein Mittel, durch das wir begreifen können, wie wir entstanden sind und wie wir mit der Quelle allen Lebens vereinigt bleiben.

Die Tiefen kann man sich als Dimensionen des Seins vorstellen, wobei jede für eine bestimmte Reihe von Funktionen innerhalb des Körpers, des Geistes und der Seele verantwortlich ist. Alle diese Dimensionen stehen miteinander in Wechselwirkung und hängen voneinander ab. Gleichzeitig bildet jede Dimension eine direkte Basis für die nächste. Auf diese Weise enthüllen sie uns die dem Leben innewohnende Ordnung und geben uns Einblick in die Absicht hinter jeder Dimension unseres Wesens.

Die Tiefen beschreiben außerdem den Prozeß, durch den Energie Form annimmt, durch den Geist zu Materie wird und durch den jeder Schritt der Schöpfung auf dem vorangegangenen aufbaut. Obwohl wir jede Tiefe als eine Stufe der Schöpfung bezeichnen, darf man nicht vergessen, daß wir nie von einer der Stufen getrennt sind, so daß selbst die diffusesten Formen reiner Energie immer noch mit dem physischen Körper selbst vereinigt sind. Jede Tiefe befindet sich im Austausch mit den anderen zur Erhaltung und Integration der menschlichen Erfahrung. Zusammengefaßt macht das zwischen den Tiefen bestehende Beziehungsgeflecht die Verbindung deutlich, die zwischen immaterieller und materieller Realität, zwischen Denken und Substanz sowie zwischen Universum und Individuum besteht.

Wir wollen einmal kurz innehalten und uns vorstellen, daß wir von einer unendlichen Energiequelle abstammen. So stellt sich ja die moderne Wissenschaft in ihren Theorien unsere Entstehung vor. Aus einer wissenschaftlichen und kosmologischen Perspektive gesehen entstand das Universum durch den sogenannten Urknall, eine gigantische Explosion von Energie, die alle Materie erschuf. Vor dem Urknall existierte das Universum als grenzenlose Energie. Innerhalb dieser unbegrenzten Energie waren die Grundlagen für unendliche Möglichkeiten der Schöpfung enthalten. Diese Energie existiert immer noch und ist im Jin Shin Jyutsu als die *neunte Tiefe* bekannt. Jeder von uns ist immer noch mit der neunten Tiefe vereinigt. Jeder von uns ist immer noch mit dem ursprünglichen Potential der reinen Energie verbunden.

Der Prozeß, mit dem sich die universelle Energie in einzelne Dinge herausbildet und manifest wird, be-

41

zeichnet man als *Verdichtung*. Bei der Verdichtung durchläuft die Lebensenergie verschiedene Phasen des Zusammenziehens, bis sie als Materie erscheint. Dieser Prozeß des Zusammenziehens beginnt bei der *achten Tiefe*. Die achte Tiefe wird oft als der *Punkt* bezeichnet. Wir können uns einfach einen Punkt vorstellen, in dem sich die weite und unbegrenzte Energie der neunten Tiefe zusammenzuziehen beginnt – die unerkennbare Quelle aller Quellen.

Bei der *siebten Tiefe* hat sich die Lebensenergie zum »Licht des Schöpfers« gebündelt. Diese Tiefe schenkt jedem den Funken des Lebens, der den physischen Körper belebt. Den besten Einblick in die siebte Tiefe gibt uns Michelangelos Gemälde an der Kuppel der Sixtinischen Kapelle, auf dem Adam seine Hand zur Hand Gottes ausstreckt. Zwischen den Fingern Adams und Gottes ist ein kleiner Abstand, eine Synapse, über den der Funke des Lebens springt, um dem Fleisch Leben zu schenken. Die siebte Tiefe wird auch mit Sonne und Licht in Verbindung gebracht.

Von der sechsten bis zur ersten Tiefe verdichtet sich die Lebensenergie, bis sie die verschiedenen Aspekte der menschlichen Form bildet. Jede dieser Tiefen enthält alle spirituellen, physischen und psychischen Funktionen der menschlichen Erfahrung. Auf der physischen Ebene ist zum Beispiel jede Tiefe für die Erschaffung und Erhaltung einer bestimmten Reihe von Organfunktionen verantwortlich.

Jede dieser sechs Tiefen steht ebenfalls mit einer bestimmten Einstellung in Verbindung. Im Jin Shin Jyutsu bezeichnet der Begriff *Einstellung* eine fixierte emotionale Reaktion wie zum Beispiel gewohnheitsmäßige Angst oder Wut. Die unflexible, unnachgiebige Natur der Einstellungen ist eine Hauptquelle der Disharmonie. Demnach bedeutet das Vorherrschen einer bestimmten Einstellung, daß die damit in Verbindung stehende Tiefe aus dem Gleichgewicht gerät. Dieses Ungleichgewicht kann selbstverständlich die entsprechende Organfunktion, die von der jeweiligen Tiefe regiert wird, negativ beeinflussen.

Zum Glück für uns ist aber auch das Gegenteil wahr. Wenn wir eine bestimmte Tiefe ins Gleichgewicht bringen, entlasten wir uns von der damit in Verbindung stehenden Einstellung, was wiederum Disharmonien korrigieren kann, die das entsprechende Organ beeinflussen. Da jede der ersten sechs Tiefen durch eine Stelle unserer Hand reguliert werden kann, ist es genauso einfach, eine Tiefe ins Gleichgewicht zu bringen, wie einen Finger oder die Handfläche zu strömen.

Es folgt nun eine nähere Betrachtung jeder der verbleibenden sechs Tiefen. Dabei konzentrieren wir uns hauptsächlich auf die Organe und Einstellungen, die für jede spezifisch sind. Da die Tiefen jedoch auch mit den Elementen in Verbindung stehen, die Erde und Himmel ausmachen, sollte man sich vergegenwärtigen, daß sie zahlreiche andere Übereinstimmungen aufweisen. So ist jede der ersten sechs Tiefen auch einer bestimmten Farbe, einem Planeten, einem Element und einer Jahreszeit zugeordnet. Die Abbildung zu jeder Tiefe verdeutlicht die gesamte Bandbreite von Zusammenhängen, die bei der Besprechung nicht behandelt werden.

Bei der Betrachtung dieser Abbildungen sollten wir nicht vergessen, daß uns jede Zuordnung einen Hinweis auf die Bedürfnisse innerhalb einer bestimmten Tiefe geben kann. Eine extreme Abneigung oder Zuneigung zu einer bestimmten Farbe, eine Neigung zur Müdigkeit an einem bestimmten Wochentag, eine starke Vorliebe oder Abneigung bestimmter Geschmacksrichtungen weisen auf ein Ungleichgewicht der damit verbundenen Tiefe hin. So wird beispielsweise das chronische Verlangen nach Süßem mit einem Ungleichgewicht der ersten Tiefe in Verbindung gebracht.

Die sechste Tiefe

Dies ist das höchste differenzierte Prinzip im Menschen und bezeichnet sein Bewußtsein in einem ungeteilten und unkonditionierten Zustand.

Die sechste Tiefe bildet den Übergang zwischen dem »unpersönlichen« Universum und unserer »persönlichen« menschlichen Erfahrung. Entsprechend bezeichnet sie die Quelle unserer persönlichen Lebensenergie. Diese Quelle nährt alle unsere Organe sowie alle materialisierenden Energieformen in uns. Sie unterstützt die Funktionen des Zwerchfells und des Nabels und verleiht unserem gesamten Wesen Vitalität. Aus diesem Grund wird die sechste Tiefe oft als vollkommener Harmonisierer bezeichnet, da sie Körper, Geist und Seele miteinander und mit dem Universum in Harmonie bringt.

Sechste Tiefe
Vollkommener Harmonisierer
Funktion: Lebensquelle
Organ: Zwerchfell, Nabel

Einstellung: absolute Verzweiflung
Finger: Mitte der Handfläche
Element: Urfeuer
Planet: Mond
Sternzeichen: Schütze, Steinbock
Jahreszeit: alle Jahreszeiten
Wochentag: Montag
Farbe: reines leuchtendes Rubinrot
Größte Belastung: Schlafen
Ton: D
Geschmack: allumfassend
Geruch: allumfassend
Sicherheitsenergieschlösser: 0–26

Wenn dieser vollkommene Harmonisierer aus dem Gleichgewicht gerät, ist absolute Verzweiflung die Folge. Auf der körperlichen Ebene kann die Disharmonie in der Zwerchfell- und Nabelorganfunktion zum Ausdruck kommen.

Wenn sich die sechste Tiefe im Gleichgewicht befindet, empfinden wir tiefen Frieden und sind im Einklang mit dem Universum. Harmonie wird den zugeordneten Organen zugeführt.

Um die sechste Tiefe ins Gleichgewicht zu bringen, wird die Mitte der Handfläche geströmt (gehalten), siehe Abbildung 2.1.

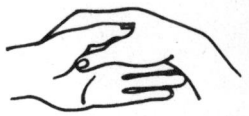

Abbildung 2.1

Man sollte sich vergegenwärtigen, daß die von uns selbst gewählte Art des Haltens die richtige ist. Eine der traditionellsten Strömungsmethoden ist das Falten der Hände zum Gebet. In uralten Zeiten wußte man, daß dies nicht nur eine symbolische Geste ist, sondern auch eine praktische Methode, anhand derer man zu Harmonie mit dem Universum gelangen kann.

Auf der sechsten Tiefe hat sich die universelle Lebensenergie so verdichtet, daß sie zur »Matrix« geworden ist, die den Aufbau unserer manifestierten Form bestimmt. Dies führt von der äußersten Oberfläche, die von der ersten Tiefe regiert wird, zu unserem innersten physischen Kern, der von der fünften Tiefe regiert wird. Wir wollen uns nun den anderen Tiefen in der genannten Reihenfolge zuwenden.

Die erste Tiefe

Der Nährer der materiellen Form.

Die erste Tiefe ist für die Aufnahme und Weiterverarbeitung von Nahrung verantwortlich. Sie ermöglicht uns, Nahrung sowohl aus äußeren als auch aus inneren Quellen aufzunehmen. Die erste Tiefe hilft uns bei der Verdauung dieser Nährstoffe, die sowohl die Nahrung, die wir essen, als auch die Gedanken, die wir denken, bezeichnen.

Erste Tiefe
Nahrung
Funktion: Hautoberfläche
Organ: Milz, Magen
Einstellung: Sorge
Finger: Daumen
Element: Erde
Planet: Saturn
Sternzeichen: Krebs, Zwillinge
Jahreszeit: Hochsommer
Wochentag: Samstag

Farbe: Gelb
Größte Belastung: Sitzen
Ton: G
Geschmack: süß
Geruch: duftend
Sicherheitsenergieschlösser: 1–4

Die Organe, die mit der ersten Tiefe in Verbindung gebracht werden, sind die Milz und der Magen. Diese Organe sind direkte Ausdrucksformen der ersten Tiefenfunktion. Der Magen hilft uns bei der Verdauung von Nahrung. Zusätzlich ist die Milz die »Sonnenenergiequelle« des Körpers, die zur Energetisierung aller anderen Organe dient. Die erste Tiefe sorgt außerdem für die Hautoberfläche, die durch ihr riesiges poröses Netz Nährstoffe aufnimmt, die mit uns in Berührung kommen. Ferner ist sie das Medium, durch das wir Berührung und Nahrung von anderen erhalten. Wenn sich die erste Tiefe in Harmonie befindet, fühlen wir uns sicher in unserer Fähigkeit, Nahrung zuzulassen. Das entgegengesetzte Gefühl ist Sorge, die Einstellung, die mit einem Ungleichgewicht der ersten Tiefe in Verbindung gebracht wird.
Um die erste Tiefe ins Gleichgewicht zu bringen, wird der Daumen geströmt (gehalten), siehe Abbildung 2.2.

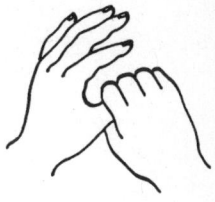

Abbildung 2.2

»Während ich eine Jin-Shin-Jyutsu-Sitzung von Mary empfing, stellte ich ein seltsames brennendes Gefühl, das von meinen Armen in meine Hände hinunterlief, fest und erzählte Mary davon. Ich wollte wissen, was dies verursacht hatte. Als Antwort auf meine Frage hielt Mary meine Hände hoch und forderte mich dazu auf, meine Daumen zu betrachten. Sie wies darauf hin,

wie gebogen die oberen Glieder seien. ›Dies ist das Zeichen eines Menschen, der sich viele Sorgen macht‹, sagte sie mir. Mary fuhr damit fort, mich zu strömen. Nach wenigen Minuten bedeutete sie mir wieder, meine Daumen zu betrachten. Diesmal waren sie zu meiner Verwunderung gerade! (Und sie sind es zwölf Jahre später immer noch).

An jenem Abend, als ich in mein Hotelzimmer zurückkehrte, dachte ich über all die Dinge nach, die normalerweise Sorgen bei mir auslösen würden. Aber irgendwie schaffte ich es, ruhig und entspannt zu bleiben, während ich darüber nachdachte.

Durch diese Erfahrung habe ich gelernt, wie wichtig es ist, für die Daumen zu sorgen. Wenn ich wieder zu sehr ins Grübeln gerate (was jetzt viel seltener vorkommt), halte ich meine Daumen. Ich bin immer noch überrascht, wie wirksam sie dabei sind, mich zu entspannen.«

Die zweite Tiefe

Rhythmus und Harmonie

Die zweite Tiefe spendet dem Körper Vitalität und Energie. Sie mäßigt außerdem die wesentlichen Lebensrhythmen – was aus uns ausströmt und was wir aufnehmen. Wenn die zweite Ebene harmonisiert wird, sind wir besser in der Lage, mit einer gleichmäßigen und gemächlichen Geschwindigkeit Energie loszulassen und zu empfangen. Deshalb wird die zweite Harmonie auch als »der kleine Lebensatem« bezeichnet.

48

Zweite Tiefe
Wesentliche Lebensrhythmen
Funktion: tiefe Hautschicht
Organ: Lunge, Dickdarm
Einstellung: Trauer
Finger: Ringfinger
Element: Luft (Metall)
Planet: Venus (Uranus)
Sternzeichen: Widder, Stier
Jahreszeit: Herbst
Wochentag: Freitag
Farbe: Weiß
Größte Belastung: Zurücklehnen
Ton: E
Geschmack: scharf
Geruch: fleischig
Sicherheitsenergieschlösser: 5–15

Es ist nicht überraschend, daß die zweite Tiefe, das Atmungssystem des Körpers, von großer Bedeutung ist. Das ihm zugeordnete Organ ist die Lunge und der Dickdarm. Ferner ist die zweite Tiefe der Bereich, wo die Lebensenergie die tiefe Hautschicht herausbildet, jenes Netz aus Gewebe, das unter der Haut liegt und mit dem die Hauptorgane des Körpers verkleidet sind. Wenn wir von Trauer überwältigt sind, gerät die zweite Tiefe aus dem Gleichgewicht. Trauer entsteht aus einer Störung unserer natürlichen emotionalen Rhythmen. Wenn wir voller Trauer sind, erfahren wir eine Verminderung unserer Fähigkeit, loszulassen. Wir sind wie blockiert und halten uns an etwas fest, das wir nicht besitzen können. Die zweite Tiefe ins Gleichgewicht zu bringen, hilft uns dabei, unseren Klammer-

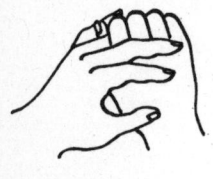

Abbildung 2.3

griff, mit dem wir uns am Alten festhalten, zu lösen und so für das Neue empfänglich zu werden, sowohl auf der emotionalen als auch auf der körperlichen Ebene (Lungen- und Dickdarmfunktion).

Um die zweite Tiefe ins Gleichgewicht zu bringen, wird der Ringfinger geströmt (gehalten), siehe Abbildung 2.3.

»Meine Freundin hatte seit einundzwanzig Jahren Asthma. Ich zeigte ihr, wie sie ihren Ringfinger halten kann, um ihre Atemfunktion zu stärken. Sie stellte fest, daß sie besser in der Lage war, frei zu atmen, nachdem sie den Finger gehalten hatte und sie entschied sich, einige Jin-Shin-Jyutsu-Sitzungen bei mir zu nehmen.

Ich konzentrierte mich auf die Harmonisierung der zweiten Tiefe. Nach drei Sitzungen sagte sie, daß sie sich wie ein neuer Mensch fühle. Sie benötigte keine Medikamente oder Zerstäuber mehr, seit sie Jin Shin Jyutsu empfange. Außerdem, so sagte sie, könne sie spüren, daß ihre Lungen zum ersten Mal wieder frei seien.«

Die dritte Tiefe

Der Schlüssel zur Harmonisierung der Elemente

Wie die sechste Tiefe ist auch die dritte Tiefe ein Harmonisierer. Aber wo die sechste Tiefe die Harmonie mit dem Universum reguliert, moduliert die dritte Tiefe die innere Harmonie des Körpers. Die dritte Tiefe ist für die Aufrechterhaltung aller Einzelelemente des

Körpers in den richtigen Proportionen verantwortlich. Auf ähnliche Weise harmonisiert die dritte Tiefe alle unsere verschiedenen Gefühle. Wenn das geschieht, erleben wir die Fähigkeit, das Leben mit mehr Mitgefühl zu betrachten.

Dritte Tiefe
Harmonisierer aller Elemente
Funktion: Blutessenz
Organ: Leber, Gallenblase
Einstellung: Wut
Finger: Mittelfinger
Element: »Schlüssel« (Holz)
Planet: Jupiter
Sternzeichen: Fische, Wassermann
Jahreszeit: Frühling
Wochentag: Donnerstag
Farbe: Grün
Größte Belastung: Lesen
Ton: C
Geschmack: sauer
Geruch: ranzig
Sicherheitsenergieschlösser: 16–22

Die dritte Tiefe ist für die Leber- und die Gallenblasenfunktionen verantwortlich. Sie ist auch der Bereich, wo die »Blutessenz« von der Lebensenergie geschaffen wird. Passenderweise betrachtet Jin Shin Jyutsu das Blut aufgrund seiner Rolle bei der Verteilung verschiedener Nährstoffe auf die vielen verschiedenen Körperteile als eine harmonisierende Kraft.
Die Einstellung, die mit der dritten Tiefe in Verbindung gebracht wird, ist *Wut*. Im Jin Shin Jyutsu wird

Wut als eine Kraft betrachtet, welche die Seele vom Körper trennen kann, weil sie im Inneren eine intensive und destabilisierende Energie aufbaut. Wenn wir die dritte Tiefe ins Gleichgewicht bringen, steigern wir unsere Fähigkeit zum Mitgefühl und sorgen für die Wiederherstellung der Harmonie in der Leber- und in der Gallenblasenfunktion.

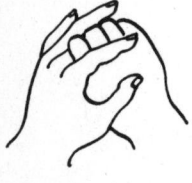

Abbildung 2.4

Um die dritte Tiefe ins Gleichgewicht zu bringen, wird der Mittelfinger geströmt (gehalten), siehe Abbildung 2.4.

»Eines Tages kam mein Mann in einem sehr frustrierten Zustand von der Arbeit nach Hause. Alles, was nur schiefgehen kann, war schiefgegangen. Er erzählte mir von den vielen Ärgernissen, denen er ausgesetzt gewesen war.

Da ihm Jin Shin Jyutsu nicht fremd war, schlug ich ihm einfach vor, seinen Mittelfinger zu halten, während er mit mir sprach. Er tat es. Innerhalb weniger Minuten veränderte sich seine Haltung. Er fing an zu lachen, während er feststellte: ›Ich kann über diese Dinge jetzt nicht sprechen – sie scheinen mich überhaupt nicht mehr zu ärgern!‹«

Die vierte Tiefe

Der Fluß des Lebens

Die vierte Tiefe steht für den »Fluß« oder die Flüssigkeit der Bewegung. Sie verleiht uns die Fähigkeit, die negativen Auswirkungen geistiger, emotionaler oder physischer Blockaden zu überwinden.

Vierte Tiefe
Fluß

Funktion: Muskelsystem
Organ: Niere, Blase
Einstellung: Angst
Finger: Zeigefinger
Element: Wasser
Planet: Merkur (Neptun, Pluto)
Sternzeichen: Skorpion, Waage
Jahreszeit: Winter
Wochentag: Mittwoch
Farbe: Blau, Schwarz
Größte Belastung: Stehen
Ton: F
Geschmack: salzig
Geruch: faulig
Sicherheitsenergieschlösser: 23

Da bei der vierten Tiefe Flüssigkeit und Bewegung so
sehr im Mittelpunkt stehen, ist es passend, daß diese
Tiefe für die Herausbildung des Muskelsystems verantwortlich ist.

Die vierte Tiefe regiert auch jene Organe, die für einen
geregelten Wasserkreislauf in unserem Körper verantwortlich sind, nämlich Nieren und Blase. Wie in eini-
gen anderen alten Heilkünsten auch, geht man im Jin
Shin Jyutsu davon aus, daß die Nieren im weiteren
Sinne außerdem der Funktion der Speicherung und
Verteilung der Lebensenergie im gesamten Körper
dienen.

Wenn die vierte Tiefe ins Ungleichgewicht gerät,
kommt es zu der Einstellung Angst. Jin Shin Jyutsu
definiert Angst als »falsche Beweise, die echt erschei-

nen«*. Sie ist die Quelle aller anderen Einstellungen. Überdies ist Angst eine lähmende Kraft, die das Prinzip der natürlichen Bewegung, wie es für die vierte Tiefe gilt, behindert. Ihre Wirkung äußerst sich zum Beispiel darin, daß der Kreislauf der Körperflüssigkeiten verlangsamt wird. Das ist nicht überraschend, wenn wir uns daran erinnern, daß der Flüssigkeitskreislauf von den Organen der vierten Tiefe, also von Niere und Blase, regiert wird. Wenn wir die vierte Tiefe ins Gleichgewicht bringen, gelingt uns die Wiederherstellung eines frei fließenden Kreislaufs, und wir werden frei von Angst.

Um die vierte Tiefe ins Gleichgewicht zu bringen, wird der Zeigefinger geströmt (gehalten), siehe Abbildung 2.5.

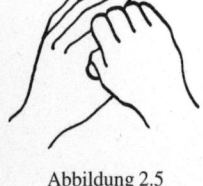

Abbildung 2.5

»Ich hatte ziemlich viel Angst im Zusammenhang mit einer bevorstehenden Geschäftsreise. An der unteren linken Seite des Rückens bekam ich Schmerzen, die ständig heftiger wurden und solche Ausmaße erreichten, daß ich mich fragte, ob ich überhaupt die Reise antreten konnte. Ich ging zu einem Chiropraktiker, um mich wieder einrichten zu lassen, doch mein Rücken bereitete mir nach wie vor große Schmerzen. Schließlich stieg ich ins Flugzeug, wobei mein Rücken immer noch sehr schmerzte. Als ich im Flugzeug saß, waren Marys Worte plötzlich sehr laut und deutlich in meiner Erinnerung: ›Mach es ganz einfach: Wenn der Rücken schmerzt, halte den Zeigefinger.‹ Ich hielt meinen Zeigefinger und spürte, wie meine Ängste und zu meiner großen Überraschung auch die Rücken-

---

* Vgl. Anmerkung auf S. 32.

schmerzen vergingen. Die ganze Woche meiner Geschäftsreise war ich frei von Rückenschmerzen, und dies erinnerte mich wieder an die Einfachheit der Heilkunst von Jin Shin Jyutsu.«

Die fünfte Tiefe

Sich im Zustand des Wissens, statt nur des Denkens befinden

Die fünfte Tiefe ist die Quelle unseres intuitiven Wissens. Wenn die fünfte Tiefe im Gleichgewicht ist, sind wir fähig, Inspiration direkt aus dem Universum zu empfangen. Hier ist die sich verdichtende Lebensenergie für die Herausbildung unseres Knochenbaus verantwortlich. Die Organfunktionen, die von der fünften Tiefe unterstützt werden, sind die des Herzens und des Dünndarms. Das Herz bietet uns sogar einen hervorragenden Einblick in das Wesen der fünften Tiefe, denn wenn unser Herz offen ist, vertrauen wir auf die Inspiration des Universums und sind deshalb auch empfänglich für sie.

Fünfte Tiefe
Intuitives Wissen
Funktion: Knochenbau
Organ: Herz, Dünndarm
Einstellung: Bemühung, Verstellung
Finger: kleiner Finger
Element: Feuer
Planet: Mars
Sternzeichen: Löwe, Jungfrau

Jahreszeit: Sommer
Wochentag: Dienstag
Farbe: Rot
Größte Belastung: Gehen
Ton: A
Geschmack: bitter
Geruch: verbrannt
Sicherheitsenergieschlösser: 24–26

Die mit der fünften Tiefe in Verbindung gebrachte Einstellung ist Verstellung oder Vertuschung. Im Jin Shin Jyutsu wird Verstellung auch als »Bemühung« bezeichnet. Zur Verhinderung eines Ungleichgewichts der fünften Tiefe empfiehlt uns Jin Shin Jyutsu, die folgenden alltäglichen Fallen zu vermeiden:

• Nicht urteilen oder beurteilt werden. Wenn wir Urteile fällen, gehen wir davon aus, daß wir eine Situation in ihrer Gesamtheit kennen, was von außen unmöglich ist. Bei Urteilen gehen wir außerdem davon aus, daß eine Person, die sich in einer bestimmten Situation befindet, diese hätte verhindern können. Dies ist unrealistisch. Jede Tat, die man unternimmt, steht für das Bewußtsein während einer bestimmten Entwicklungsstufe.
• Nicht vergleichen oder wettstreiten. Alle Vergleiche sind falsch. Jede Person und Situation ist einmalig und kann deshalb nicht mir irgend jemand oder irgend etwas verglichen werden. Alle Vergleiche und alle Formen des Wettbewerbs sind vom Kern her auf Illusionen gegründet.
• Nicht mit Etiketten versehen oder mit Etiketten versehen werden. Etwas mit einem Etikett versehen heißt

begrenzen. Von einer anderen Person mit einem Etikett versehen zu werden, kompromittiert unseren Lebenszustand. Wenn wir eine Situation oder Krankheit durch unsere eigene Diagnose mit einem Etikett versehen, schenken wir der Disharmonie Glaubwürdigkeit und Aufmerksamkeit, aber wir bewirken keine Harmonie.

• Nicht nach dem »Warum« fragen. Reifung und Entwicklung ist ein organischer Prozeß, eine geordnete Entfaltung. Wenn wir an dem Punkt angelangt sind, an dem das Verstehen notwendig ist, taucht die Antwort auf.

Ein Ungleichgewicht der fünften Tiefe zeigt sich im Körper häufig in der Form von Disharmonien der Herz- oder Dünndarmfunktion. Die Harmonisierung der fünften Tiefe verleiht uns die Fähigkeit, derartige physische Disharmonien anzugehen und über die Einstellung der »Bemühung« hinauszuwachsen.

Um die fünfte Tiefe ins Gleichgewicht zu bringen, wird der kleine Finger geströmt (gehalten), siehe Abbildung 2.6. Sowohl der linke als auch der rechte Finger können so gehalten werden, wie es am bequemsten ist.

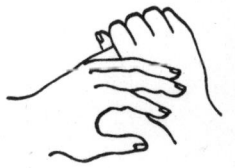

Abbildung 2.6

»Zu Beginn der achtziger Jahre war mein Hausarzt so besorgt über das, was er durch das Stethoskop hörte, daß er mich an einen Herzspezialisten überwies. Die in meiner Kindheit diagnostizierten Herzgeräusche wurden in der Folge als Herzklappeninsuffizienz neu diagnostiziert.

Seitdem wurde jedes Jahr ein Echokardiogramm geschrieben, das eine fortschreitende Erhöhung kriti-

scher Herzmeßwerte aufwies. Der Herzspezialist hatte ursprünglich nur von der statistischen Möglichkeit gesprochen, daß ich mich zu einem gegebenen Zeitpunkt meines Lebens einer Herzklappenoperation unterziehen müßte. Auf der Grundlage der Messungen und einer Herzkatheterisierung im Herbst 1994 ging es jedoch nicht mehr darum, ob, sondern wann diese Operation durchgeführt werden soll.

Im Dezember 1994 begann ich mit Jin Shin Jyutsu. Seitdem habe ich alle ein bis zwei Wochen Jin-Shin-Jyutsu-Sitzungen erhalten. Außerdem habe ich täglich die ›Selbsthilfe‹-Maßnahmen pflichtbewußt ausgeführt, wobei ich ganze fünf Minuten bei jeder Selbsthilfesitzung damit verbrachte, den kleinen Finger, der für die Herzfunktion ganz besonders verantwortlich ist, zu halten.

Als im Herbst 1995 wieder ein Echokardiogramm erstellt wurde, zeigten die Ergebnisse eine Verringerung der Meßwerte an, wobei einige der wichtigsten Messungen sogar auf dem Stand von vor drei Jahren waren. Dies war die erste Verringerung von Meßwerten überhaupt, seit mit dem jährlichen Echokardiogramm vor dreizehn Jahren begonnen worden war.

Der Herzspezialist sagte, daß er für diese Ergebnisse keine Erklärung habe. Ich schon.«

Wie wir gerade gesehen haben, kann das einfache Halten eines Fingers ein wirksames Instrument zur Harmonisierung der Organfunktionen und zur Neutralisierung der negativen Einflüsse von Einstellungen sein. Wenn wir dieses Instrument gemeinsam mit der Atemübung, die am Ende des ersten Kapitels vorgestellt wurde, anwenden, befähigt uns diese gewaltige

Energetisierung dazu, sogar die hartnäckigsten und festgefahrendsten Einstellungen loszulassen. Erinnern wir uns daran, daß nichts wichtiger ist als der Atem, wenn es um das Loslassen von Einstellungen und die Wiederherstellung von Harmonie in Geist, Körper und Seele geht.

Der Atem ist außerdem notwendig, um die Lebensenergie so zu dirigieren, daß sie in einem bestimmten Strömungsmuster fließen kann. Mit jedem Ausatmen bewegt sich die Energie an der Vorderseite unseres Körpers hinunter. Mit jedem nachfolgenden Einatmen bewegt sie sich am Rücken herauf. Wie wir im nächsten Kapitel sehen werden, ist dieses bestimmte Muster das elementarste aller Energieströme des Körpers. Wenn wir uns entspannen, ausatmen und den Atem wieder empfangen, sorgen wir dafür, daß diese wichtigste Energiebahn frei von Blockaden gehalten wird.

3. Die Dreieinigkeitsströme

Die einfachen Atem- und Strömübungen, die in den ersten beiden Kapiteln beschrieben wurden, sind wirksame Hilfsmittel für das ganze Leben, die sowohl zur Erreichung als auch zur Aufrechterhaltung der Harmonie eingesetzt werden können. Alle spirituellen, psychischen und physischen Funktionen unserer Existenz können mit Hilfe des Atems und der Finger reguliert werden. Jiro Murais Nachforschungen haben sogar gezeigt, daß jeder unserer Finger 14 400 Funktionen innerhalb des Körpers beeinflußt!

In einem gewissen Sinne gibt es ansonsten nichts, das wir wissen müssen, um alle vorstellbaren Disharmonien, die in uns auftreten könnten, anzugehen. Obwohl Jin Shin Jyutsu viele andere Vorstellungen und Praktiken enthält, die wir noch zu lernen haben, befähigen uns diese nicht unbedingt dazu, »mehr zu tun«. Wenn wir allerdings unser Bewußtsein von Jin Shin Jyutsu erweitern, vergrößern wir in Übereinstimmung damit auch unser Bewußtsein von uns selbst. Wir können uns dann immer besser auf die Quellen der Disharmonie einstimmen. Außerdem können einige der eher spezifischen Übungen von Jin Shin Jyutsu für unsere ganz bestimmten persönlichen Bedürfnisse besonders wohltuend sein. Da viele dieser Sequenzen einen direkten Einfluß auf die Ströme des Körpers haben, wollen wir kurz innehalten und uns der Untersuchung dieser besonders wichtigen Punkte widmen.

Was ist ein Strom?

Im Zuge seiner Nachforschungen bewies Jiro Murai, daß der Körper von Energiebahnen oder Strömungsmustern durchzogen ist. Diese *Ströme* sorgen für die Integration und Vereinigung all der scheinbar ungleichen Bereiche und Teile unseres Körpers.

Um diesen Gedanken besser zu verstehen, stellen wir uns die Energie als Wasser vor. In der Atmosphäre ist Wasser im allgemeinen diffus und hat die Form von Dampf. Wenn Wasserdampf kondensiert, entsteht Regen, der als Niederschlag auf die Erde fällt. Wie schon erklärt wurde, verhält es sich mit der Energie ja im Grund nicht anders, wenn sie sich von einer Tiefe zur nächsten immer mehr verdichtet.

Wenn das Regenwasser die Erde erreicht, fließt es Hügel und Berge hinunter in Täler, wo es sich in Flüssen kanalisiert. Die größten und mächtigsten dieser Flüsse könnten als Urflüsse bezeichnet werden, da sie seit Jahrtausenden dieselbe Strecke zurücklegen. Schließlich zweigen andere Flüsse von diesen Urflüssen ab.

Doch diese Flüsse fließen nicht einfach nur ewig und ohne Ziel vor sich hin. Fließen sie mit Leichtigkeit und Fülle, dann tragen sie nämlich auch lebensspendendes Wasser und damit wichtige Nährstoffe zum Grund des Flusses und an die Flußufer. Alle um den Fluß gelegenen Gebiete werden fruchtbar. Ist das Fließvermögen hingegen eingeschränkt oder wird die Fließqualität zu turbulent, dann wird die Flußumgebung nicht auf dieselbe Weise genährt.

Bei den Energieströmen in unserem Körper verhält es sich nicht viel anders. Wenn die Energie mit Leichtigkeit und Fülle zirkuliert, werden Körper, Geist und

Seele genährt. Kommt es jedoch zu Blockierungen, Einschränkungen oder Stauungen, ergibt sich daraus eine Disharmonie.

Im Jin Shin Jyutsu kennt man drei besonders wichtige Harmonisierungsströme, die gemeinsam als *die Drei-einigkeit* bezeichnet werden. Diese drei Ströme setzen sich aus dem Hauptzentralstrom und dem linken und rechten Betreuerstrom zusammen. Die Dreieinigkeitsströme können mit den Urströmen verglichen werden, wobei der wichtigste Strom der Dreieinigkeitsströme der Hauptzentralstrom ist.

Der Hauptzentralstrom:
Die Quelle des Lebens

Das Oval, allumfassend, die wurzellose Wurzel von allem.

Im vorangegangenen Abschnitt wurde der Hauptzentralstrom mit einem mächtigen Urfluß verglichen. Der Hauptzentralstrom erinnert auch an eine besonders starke und sehr empfindliche Antenne, die uns direkt mit der universellen Energiequelle verbindet. Diese Verbindung entsteht, wie wir uns vielleicht erinnern, in der sechsten Tiefe, wo die universelle Lebensenergie langsam die Quelle unserer persönlichen Lebensenergie bildet. Aus dieser Quelle fließt die Lebensenergie in einem ovalen Kreislauf, wobei sie an Gesicht, Hals und Brust sowie entlang des Bauches und des Schambeins hinunter und die Wirbelsäule wieder herauffließt, sodann vorwärts über den Kopf und wieder hinunterfließt.

So wie die sechste Tiefe als vollkommener Harmonisierer gilt, ist der Hauptzentralstrom der ursprünglichste Harmonisierungsenergiestrom im Körper. Er hält unsere Verbindung mit dem Schöpfer aufrecht. Entsprechend sorgt er dafür, daß wir im Rhythmus und in Harmonie mit der Lebensquelle sind.

Aufgrund seiner direkten Verbindung mit der Urquelle ist der Hauptzentralstrom die wichtigste Energiequelle des Körpers. Er sorgt für die Wiederaufladung und Neubelebung aller anderen Ströme des Körpers. Immer wenn Energie auf der einen oder der anderen Körperseite aus dem Gleichgewicht geraten ist, kann der Hauptzentralstrom eine Harmonisierung und die Wiederherstellung des Gleichgewichts bewirken.

Am Ende des zweiten Kapitels wurde festgestellt, wie die Regulierung unseres Atems den Fluß des Hauptzentralstroms steuert. Konzentrieren wir uns für einen Augenblick auf den Atem. Während des Ausatmens wollen wir uns vorstellen, wie die Energie auf der Vorderseite unseres Körpers in der Mitte hinunterfließt. Beim Einatmen visualisieren wir, wie die Energie auf der Rückseite des Körpers in der Mitte wieder herauffließt. Wir fahren damit fort, uns dies einige Augenblicke lang vorzustellen. Dabei entsteht für uns ein inneres Bild von der Energie, die während des Atmens in einem ständigen, ununterbrochenen Kreislauf fließt. So verhält es sich während des Atmens natürlich auch mit der Energie. Was wir soeben visualisiert haben, ist der tatsächliche Verlauf des Hauptzentralstroms.

Das Strömungsmuster des Hauptzentralstroms richtet unser Augenmerk auf zwei wichtige Grundbegriffe von Jin Shin Jyutsu. Diese sind die absteigende und die aufsteigende Energiefunktion. Die absteigende Energie fließt auf der Vorderseite des Körpers hinunter. Sie hilft dabei, Stauungen aufzulösen, die sich oberhalb der Taille gebildet haben. Die Fließbewegung der absteigenden Energie in Gang zu halten, ist deshalb zur Vorbeugung von Kopfschmerzen oder Atemproblemen besonders zu empfehlen.

Umgekehrt ist die aufsteigende Energie, die auf der Rückseite des Körpers herauffließt, für die Behebung von Spannungen verantwortlich, die sich unterhalb der Taille gebildet haben. Geschwollene Füße, Hüftsteifheit und Zehballenentzündungen sind nur einige wenige Beispiele für die Bedürfnisse im Zusammenhang mit aufsteigender Energie.

Projekt 1:
Harmonisierung mit der Lebensquelle

Manchmal kommt es an bestimmten Stellen entlang des Hauptzentralstroms zu Blockierungen. Wenn das geschieht, lassen sich solche Blockaden leicht lösen, indem bestimmte wichtige Bereiche entlang des Stromverlaufs geströmt werden. Die folgende einfache Sequenz zeigt, wie diese Blockaden aus dem Weg geräumt werden können und wie der freie Fluß dieses wichtigsten Energiestroms erhalten bleiben kann.

Die folgenden Sequenzen werden *Projekte* genannt, weil Projekte kreative Lösungen für die Probleme des Lebens sind. Probleme sind begrenzt, Projekte haben jedoch ein offenes Ende und können sogar Spaß machen. Im folgenden wird ein Projekt dargestellt, das den wichtigsten Strom im Körper, den Hauptzentralstrom, harmonisiert und uns wieder in einen Rhythmus mit der universellen Harmonie bringt.

Nicht vergessen: Bei der Anwendung dieser Sequenz an sich selbst oder an einer anderen Person sollte man sich nicht zu sehr mit der Technik aufhalten. Jede Stelle wird einfach einige Minuten lang gehalten oder so lange, bis man ein rhythmisches Pulsieren spüren kann (siehe Abbildungen 3.1a und 3.1b).

1. Legen Sie zuerst Ihre rechte Handfläche, die Finger oder Fingerspitzen oben auf den Kopf. Lassen Sie die rechte Hand dort bis zum Ende der Übung liegen (bis zum 7. Schritt, wenn die Hand ans untere Ende der Wirbelsäule gelegt wird).

2. Legen Sie einen oder mehrere Finger der linken Hand zwischen die Augenbrauen. Dadurch kommt es zu einer Neubelebung des Kreislaufs der tiefen Körperenergie (also der Energie, die sich tief im Inneren des Körpers befindet), zu einer Verbesserung der Gedächtnistätigkeit und zur Auflösung von geistigem Streß und sogar von Senilität.

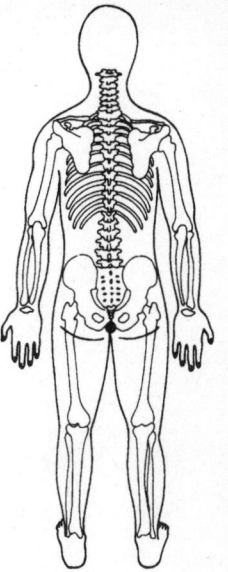

Abbildung 3.1a

3. Legen Sie die linke Hand auf die Nasenspitze. Dies führt zu einer Neubelebung der Fortpflanzungsfunktionen und des Kreislaufs der oberflächlichen Körperenergie.

4. Legen Sie Ihre Fingerspitzen der linken Hand auf das Brustbein. Dadurch werden die Lungen, die Atmung, der Beckengürtel und die Hüften neu belebt (nur zur Erinnerung: die rechte Hand liegt noch immer oben auf dem Kopf).

5. Legen Sie Ihre Fingerspitzen der linken Hand ans untere Ende des Brustbeins, direkt über den Solarplexus. Dadurch wird die Energie der Lebensquelle neu belebt, und zwar sowohl die absteigende als auch die aufsteigende.

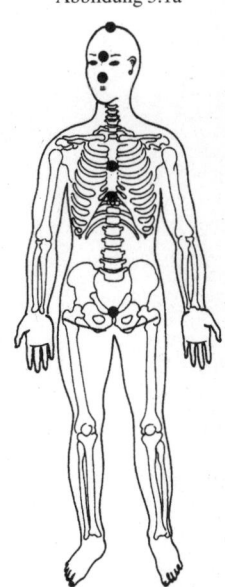

Abbildung 3.1b

6. Legen Sie Ihre Fingerspitzen der linken Hand oben an das Schambein. Dadurch wird die absteigende Energie der Lebensquelle neu belebt und die Wirbelsäule gestärkt.

7. Lassen Sie Ihre linke Hand oben auf dem Schambein. Nehmen Sie nun die Fingerspitzen der rechten Hand vom Kopf und legen Sie sie an das untere Ende der Wirbelsäule, an das Steißbein (dazu können sowohl die Handinnenfläche als auch der Handrücken benutzt werden, je nachdem, was bequemer ist). Dieser letzte Schritt der Sequenz führt zu einer Neubelebung der aufsteigenden Energie der Lebensquelle und unterstützt den Kreislauf in Beinen und Füßen.

»Mein Mann, ein Arzt, hatte viele Jahre lang immer wiederkehrende Rückenbeschwerden, die chiropraktisch und mit Hilfe verschiedener Massagetechniken behandelt werden mußten. Schließlich rebellierte die Lendenwirbelsäule im letzten Sommer völlig und machte einfach nicht mehr mit. Er erlitt einen Bandscheibenvorfall am vierten Lendenwirbel. Wochenlang hatte er große Schmerzen und Angst, und zwar Angst vor entsetzlichen Schmerzen und Angst vor der Notwendigkeit einer Operation. Ich behandelte ihn einige Wochen lang sporadisch, immer wenn ich Zeit hatte, was ihm ein wenig Linderung verschaffte. Doch er hatte immer noch Angst und machte sich Sorgen, hatte immer noch große Schmerzen und war nicht in der Lage, sich frei zu bewegen. In unserer Verzweiflung schickten wir die Kinder für ein längeres Wochenende fort, und ich war entschlossen, ihn in dieser Zeit zweimal täglich zu behandeln. Während ich ihn so intensiv behandelte, stellte ich fest, daß ich den

Hauptzentralstrom benutzte, weil er durch die Mitte des Körpers verläuft und die Wirbelsäule und das gesamte Wesen energetisiert. Durch die Verwendung dieses Stroms waren wir in der Lage, die Wirbelsäule zu stärken und geradezubiegen sowie den Druck auf die Bandscheibe zu verringern. Dieses Wochenende war der Wendepunkt für ihn. Am Schluß sagte er, daß er das Licht am Ende des Tunnels sehen könne und daß er tatsächlich auf dem Wege der Besserung sei.«

Die Betreuerströme

Die erhellende Intelligenz des Körpers.

Neben dem Hauptzentralstrom bilden der linke und der rechte Betreuerstrom die Dreieinigkeit. Beide Betreuerströme entstehen aus dem Hauptzentralstrom. Dabei teilt sich der Hauptzentralstrom am unteren Ende der Wirbelsäule in zwei Ströme, die jeweils auf der Innenseite eines Beins nach unten fließen. Auf der Innenseite der Knie werden diese Nebenströme zu den Betreuerströmen. Wie der Name schon sagt, dienen diese Ströme dazu, alle Funktionen auf der jeweiligen Körperseite zu »betreuen«.

Der linke und der rechte Betreuerstrom sind jeweils Spiegelbilder voneinander, die sich wie zwei vertikale Energie-Ovale auf jeder Körperseite befinden. Der linke Betreuerstrom fließt in der Mitte der linken Körperseite hinunter und wieder herauf. Der rechte Betreuerstrom hat einen ähnlichen Verlauf in der Mitte der rechten Körperseite.

Jedesmal, wenn der Betreuerstrom seinen Kreislauf

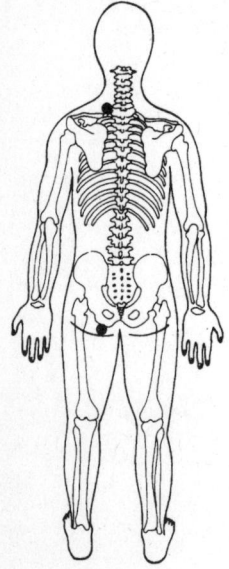

Abbildung 3.2

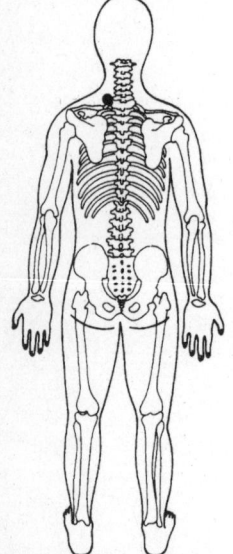

Abbildung 3.3a

am Knie erneut beginnt, fließt er auf einer tieferen Ebene. Auf diese Weise wird die Energie, die vom Betreuerstrom vermittelt wird, in allen fünf Tiefen des Körpers verteilt.

Das folgende Projekt verhilft dazu, entweder den linken oder den rechten Betreuerstrom ins Gleichgewicht zu bringen. Es ist besonders nützlich, um einen klaren Kopf zu bekommen und für eine befreite Atmung zu sorgen. Außerdem können so die Verdauung unterstützt und Rückenprobleme gelindert werden.

Projekt 2:
Die Betreuerströme

Da der linke und der rechte Betreuerstrom alle Körperfunktionen auf der ihnen jeweils zugeordneten Körperseite überwachen, kann der entsprechende Betreuerstrom angewendet werden, wenn die eine oder die andere Körperseite ganz besonders unter Spannungen leidet.

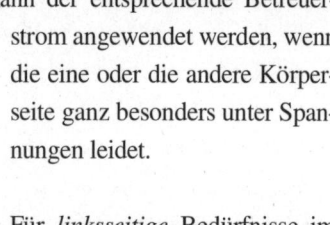

Für *linksseitige* Bedürfnisse im Zusammenhang mit absteigender Energie (siehe Abbildung 3.2):
1. Legen Sie die rechte Hand auf die Schulter.
2. Halten Sie die linke Gesäßhälfte mit der linken Hand.

Bei *linksseitigen* Bedürfnissen im Zusammenhang mit aufsteigender Energie (siehe Abbildungen 3.3a und 3.3b):

Abbildung 3.3b

1. Legen Sie die rechte Hand auf die linke Schulter.
2. Halten Sie die linke Leistenbeuge mit der linken Hand.

Bei *rechtsseitigen* Bedürfnissen im Zusammenhang mit absteigender Energie (siehe Abbildung 3.4):
1. Legen Sie die linke Hand auf die rechte Schulter.
2. Halten Sie die rechte Gesäßhälfte mit der rechten Hand.

Bei *rechtsseitigen* Bedürfnissen im Zusammenhang mit aufsteigender Energie (siehe Abbildungen 3.5a und 3.5b):
1. Legen Sie die linke Hand auf die rechte Schulter.
2. Halten Sie die rechte Leistenbeuge mit der rechten Hand.

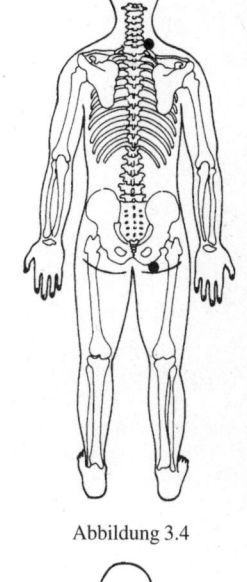

Abbildung 3.4

»Sharon und ich kennen einander seit unserem dritten Lebensjahr. Unsere Geburtstage liegen genau zwei Monate auseinander. Während wir gemeinsam aufwuchsen und miteinander spielten, bemerkte meine Mutter eine Unähnlichkeit in unserer Entwicklung. Es stellte sich heraus, daß Sharon Skoliose hatte. Nachdem sie fünf Jahre lang einen Stützapparat vom Kinn bis zum Kreuzbein tragen mußte, unterzog sie sich mit vierzehn Jahren einer Operation, wobei eine Metallstange an der gesam-

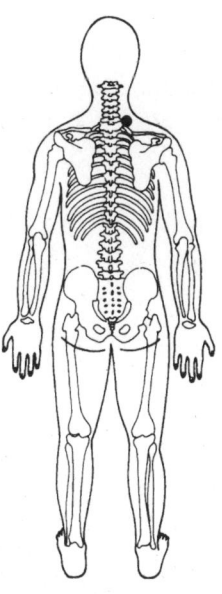

Abbildung 3.5a

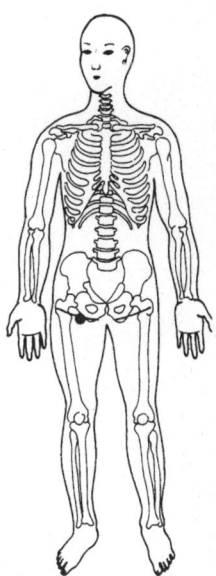

Abbildung 3.5b

ten Länge der Wirbelsäule befestigt wurde. 1993 besuchte ich Sharon in Seattle. Wir hatten uns sehr viel zu erzählen, da wir uns seit acht Jahren nicht gesehen hatten. Ich war schockiert, als ich sah, wie sie hinkte. Ich konnte mich nicht daran erinnern, sie jemals hinken gesehen zu haben. Als wir bei ihr zu Hause ankamen, bat ich sie, sich hinzustellen, und ich tastete ihre Wirbelsäule ab. Dabei stellte ich fest, daß sich die Wirbelsäule $2^1/_2$ Zentimeter seitlich von der Stelle befand, an der sie eigentlich sein sollte. Ich machte Sharon darauf aufmerksam und sagte ihr, daß ich etwas kenne, das ihr bei der Korrektur der Wirbelsäulenposition helfen könne: Jin Shin Jyutsu. Ich benutzte erst den rechten Betreuerstrom und dann den linken. Sharon stellte sich danach wieder hin, aber diesmal aufrechter – ihre Wirbelsäule schien gerader zu sein, und sie hinkte nicht mehr. Sharon bemerkte außerdem, daß sich ihr Körper entspannter anfühlte und daß sie längere Zeit sitzen konnte und nicht mehr alle dreißig Minuten aufstehen mußte, um sich aufgrund der Steifheit eine Weile zu bewegen.«

Die diagonalen Vermittlerströme

Das Aktivitätsprinzip des Körpers.

Obwohl der linke und der rechte diagonale Vermittlerstrom nicht in der Dreieinigkeit enthalten sind, haben sie eine wichtige Beziehung zur Dreieinigkeit, die man nicht übersehen darf. Die beiden diagonalen Vermittlerströme haben ihren Anfang jeweils an einer der beiden Schultern und durchqueren dann beide Körperseiten von hinten nach vorne, von der einen Seite zur anderen und von oben nach unten, wobei sie an den jeweils entgegengesetzten Knien enden. Sie bringen die beiden Betreuerströme sowohl in eine Harmonie miteinander als auch mit dem Hauptzentralstrom.

Der Vermittler sorgt dafür, daß sich alle Ströme innerhalb des Körpers am Hauptzentralstrom kreuzen, so daß sie fortwährend mit neu belebender Energie aus der Quelle versorgt werden. Wenn eine Seite des Körpers so verspannt ist, daß die andere Seite in Mitleidenschaft gerät, kann einer der Vermittlerströme außerdem dazu benutzt werden, beide Seiten ins Gleichgewicht zu bringen. Aufgrund dieser Funktionen ist es absolut notwendig, daß die Harmonie der Vermittlerströme aufrechterhalten wird.

Projekt 3:
Harmonisierung der Vermittlerströme
Im folgenden wird eine dynamische Sequenz vorgestellt, mit deren Hilfe die Vermittlerströme harmonisiert sowie Müdigkeit, Angespanntheit und Streß verringert werden können. Wenn eine Körperseite besonders unter Verspannungen zu leiden scheint, sollte die jeweils dafür vorgesehene der folgenden beiden Sequenzen angewendet werden. Dies kann zu jeder Tageszeit durchgeführt werden.

Bei *linksseitigen* Energiebedürfnissen (siehe Abbildungen 3.6a und 3.6b):
1. Legen Sie den Daumen der linken Hand auf deren Ringfingernagel. Bilden Sie einen Kreis, wobei der Ballen des Daumens auf den Ringfingernagel gelegt wird (dies hilft, den Brustraum zu klären).

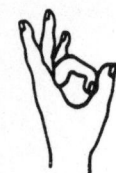

Abbildung 3.6a

2. Legen Sie die rechte Hand auf die linke Schulter (dadurch wird die aufsteigende Energie neu belebt).
3. Legen Sie die Knie so aneinander, daß sich die Innenseiten berühren. Die Füße können auseinander- oder zusammengestellt werden, je nachdem was bequemer ist (dadurch wird die absteigende Energie neu belebt).

Bei *rechtsseitigen* Energiebedürfnissen (siehe Abbildungen 3.7a und 3.7b):
1. Legen Sie den Daumen der rechten Hand auf deren Ringfingernagel. Bilden Sie einen Kreis, wobei der Ballen des Daumens (Handflächenseite) auf den Ringfingernagel gelegt wird (dies hilft, den Brustraum zu klären).
2. Legen Sie die linke Hand über die rechte Schulter (dadurch wird die aufsteigende Energie neu belebt).
3. Legen Sie die Knie so aneinander, daß sich die Innenseiten berühren. Die Füße können auseinander- oder zusammengestellt werden, je nachdem was bequemer ist (dadurch wird die absteigende Energie neu belebt).

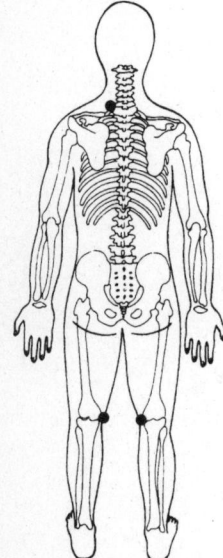

Abbildung 3.6b

Bitte beachten: Dieses Projekt kann auch zur Harmonisierung der Betreuerströme benutzt werden.

»Ich hatte die ersten Anzeichen einer Grippe – Muskelreißen, Fieber und Frösteln. Ich entschied mich, eine Vermittler-Selbsthilfekurzübung zu benutzen, um zu sehen, ob ich die Grippe nicht im Keim ersticken kann. Ich wußte, daß der Vermittler Schulterverspannungen wirksam beheben kann, was ja eine der Ursachen ist, die einer Grippe oder Erkältungskrankheit zugrunde liegen.

Meine linke Schulter war sehr verspannt, so daß ich sie fast eine Stunde lang hielt. Als die Verspannungen endlich nachließen, ging mein Fieber schließlich zurück. Ich war in der Lage, die ganze Nacht ruhig zu schlafen. Als ich am nächsten Morgen aufwachte, hatte ich keinerlei Anzeichen einer Grippe mehr, und sie kamen auch nicht wieder.«

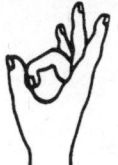

Abbildung 3.7a

Um die Wichtigkeit der Dreieinigkeitsströme zu betonen, stellen wir sie uns noch einmal als Flüsse vor. Der Hauptzentralstrom wäre dabei der größte und wichtigste, da er derjenige ist, der von der Urquelle genährt wird. Der linke und rechte Betreuerstrom sind seine zwei Hauptabzweigungen, die Energie vom Hauptstrom in die entfernter gelegenen Regionen tragen. Wenn wir deshalb dafür sorgen, daß der Hauptzentralstrom unblockiert fließen kann, sind seine zwei Hauptabzweigungen in der Lage, genügend Energie zu empfangen, um ebenfalls frei zu fließen.

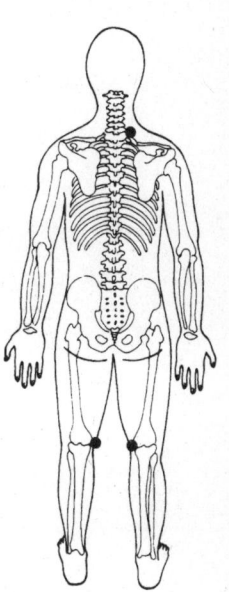

Abbildung 3.7b

Wenn die Fließqualität dieser zwei Hauptabzweigungen von Fülle gekennzeichnet ist, können sie wiederum eine Vielzahl von anderen wichtigen Funktionen befruchten und nähren. Die Betreuerströme sind die Heimstätte von 26 Sicherheitsenergieschlössern. Diese Sicherheitsenergieschlösser, die in den folgenden Kapiteln näher untersucht werden sollen, können wie kleine Staudämme funktionieren. Wenn einer unserer Energieströme blockiert wird, bilden sich Seen von überschüssiger Energie. Durch Verwendung dieser 26 Sicherheitsenergieschlösser sind wir in der Lage, solche Blockaden aus dem Weg zu räumen und die angestaute Energie dem allgemeinen Energiefluß unseres gesamten Wesens wieder zuzuführen.

4. Sicherheitsenergieschlösser 1 bis 15

Zahlen sind Qualitäten, keine Quantitäten.

Wie wir gesehen haben, hängen unsere Gesundheit und Harmonie vom ständigen ungehinderten Fluß der Lebensenergie durch unser gesamtes Wesen ab. Bisher lag unser Hauptaugenmerk auf den Phasen, anhand derer sich die Energie in uns manifestiert (Tiefen) und auf den Hauptbahnen, auf denen sie unser Wesen durchdringt (Dreieinigkeitsströme). Diese Vorstellungen bilden die Grundlage von Jin Shin Jyutsu. Unser zunehmendes Bewußtsein dieser Grundvorstellungen ist ausschlaggebend, wenn unser gesamtes Gleichgewicht und Wohlbefinden aufrechterhalten werden sollen.

Manchmal kommt es an einer bestimmten Stelle in unserem Inneren zu einer Stauung von überflüssiger Energie. Wir können diese Energie auf einfache Weise lösen, indem wir die 26 Stellen verwenden, die als Sicherheitsenergieschlösser bekannt sind. Diese Sicherheitsenergieschlösser werden auch die »Schlüssel zum Königreich« genannt, weil sie den Fluß der Lebensenergie in Körper, Geist und Seele »aufschließen«. Wenn die Sicherheitsenergieschlösser offen sind, strömt die Energie gleichmäßig durch unser Wesen. Mißbrauchen wir uns jedoch geistig, emotional oder körperlich in unseren alltäglichen Aktivitäten, wird unser »Brems«- oder »Sicherheits«-Energieschloß-System aktiviert. Auf diese Weise dienen die Sicherheitsenergieschlösser als eine Art Frühwarnsystem, das uns mitteilt, wenn bestimmte Teile unseres Systems überlastet sind. Wenn wir der freundlichen Warnung Beachtung schenken, können wir uns sofort selbst helfen und weiteren Beschwerden oder Leiden vorbeugen. Wenn wir uns mit den Sicherheitsenergieschlössern vertraut machen, können wir die Ursachen des Ungleichgewichts an den Wurzeln packen. Die Wiederherstellung der Harmonie kann einfach nur eine Frage des Handauflegens sein, denn so können Sicherheitsenergieschlösser geöffnet werden.

Die 26 Sicherheitsenergieschlösser (SES) sind paarweise angelegt, so daß auf jeder Körperseite 26 davon vorhanden sind. Jeder Satz ist das Spiegelbild der anderen Körperseite (siehe Abbildungen 4.1a und 4.1b). Diese Anordnung stimmt natürlich grob mit der Lage des linken und rechten Betreuerstroms überein, wie im vorigen Kapitel besprochen wurde. Es ist also nicht überraschend, daß alle 26 Sicherheitsenergieschlösser in den Betreuerströmen angesiedelt sind.

Bei der Beschreibung der Betreuerströme wurde darauf hingewiesen, daß eine ihrer Funktionen darin besteht, die Energie in alle fünf Tiefen des Körpers zu transportieren. Da alle SES entlang der Betreuerströme angeordnet sind, können wir uns vorstellen, daß jede Tiefe auch über eine Gruppe von SES verfügt, die in ihr angesiedelt ist.

Erweitern wir unser Bewußtsein für diese Beziehungen zwischen den Tiefen und den Sicherheitsenergieschlössern, vollziehen wir einen weiteren Schritt, um ein ganzheitliches Gefühl, ein Bewußtsein von den Beziehungen, die zwischen all den verschiedenen Teilen unseres Wesens bestehen, wiederzuerlangen. Sich mit diesen verschiedenen Beziehungen vertraut zu machen, verleiht uns eine größere Flexibilität bei der Herangehensweise an jede Form von Disharmonien, die im Inneren entstehen können.

Wie wir gesehen haben, ist jede der ersten fünf Tiefen für eine bestimmte Funktionsgruppe, die Körper, Geist und Seele umfaßt, verantwortlich. Wir haben gesehen, wie jede dieser Tiefen durch die Verwendung der Hände ins Gleichgewicht gebracht werden kann. Nun werden wir sehen, daß das Öffnen eines bestimmten Sicherheitsenergieschlosses uns ebenso dabei helfen kann, die entsprechende Tiefe im Gleichgewicht zu halten, da jedes der 26 Sicherheitsenergieschlösser eine bestimmte Tiefe unterstützt. Wenn wir umgekehrt eine spezifische Tiefe harmonisieren, stärken wir die Sicherheitsenergieschlösser, die mit dieser Tiefe verbunden sind. Die Verbindungen zwischen den Tiefen und den SES können wie folgt zusammengefaßt werden:

• Die erste Tiefe ist mit den Sicherheitsenergieschlössern 1 bis 4 verbunden.
• Die zweite Tiefe ist mit den Sicherheitsenergieschlössern 5 bis 15 verbunden.
• Die dritte Tiefe ist mit den Sicherheitsenergieschlössern 16 bis 22 verbunden.
• Die vierte Tiefe ist mit dem Sicherheitsenergieschloß 23 verbunden.
• Die fünfte Tiefe ist mit den Sicherheitsenergieschlössern 24 bis 26 verbunden.

• Die sechste Tiefe wird als allumfassend betrachtet, was bedeutet, daß sie dem gesamten Wesen als Harmonisierer dient.

In der folgenden Betrachtung werden wir die 26 Sicherheitsenergieschlösser vor dem Hintergrund der mit ihnen verbundenen Tiefen untersuchen. In diesem Kapitel werden die Sicherheitsenergieschlösser 1 bis 15 betrachtet, die in der ersten und zweiten Tiefe angesiedelt sind.

Bei der folgenden Übersicht konzentrieren wir uns auf den Sitz und die universelle Bedeutung jedes Sicherheitsenergieschlosses (SES). Zusätzlich werden wir etwas über die spezifischen Disharmonien lernen, die entstehen können, wenn sich ein bestimmtes SES »verschließt«. Dazu werden einige sehr einfache Übungen vorgestellt. Was das Strömen der Sicherheitsenergieschlösser betrifft, gelten die gleichen Richtlinien, die wir immer benutzen: Die jeweilige Stelle wird bequem wenige Minuten lang gehalten oder so lange, bis ein Pulsieren gespürt wird. Es besteht kein Anlaß dazu, sich übermäßig Gedanken über eine möglichst präzise Lokalisierung zu machen. Der Wirksamkeitsradius eines jeden Sicherheitsenergieschlosses beträgt 7 bis 8 cm. Mit der Zeit, wenn unser Bewußtsein wächst, können wir lernen, genau »ins Schwarze« zu treffen, was jedoch nicht von absoluter Wichtigkeit ist. Der Einfachheit halber kann die folgende Liste zu Rate gezogen werden, um spezifische Sicherheitsenergieschlösser zu lokalisieren, die bei bestimmten Bedürfnissen angewendet werden können.

Verzeichnis der Sicherheitsenergieschlösser

Appetit: 13

Arm: 9, 11, 12

Atmung: 1, 2, 3

Augen: 4, 20

Ausscheidung: 8, 16

Bauch: 1, 15, 23

Becken: 3, 8

Bein: 2, 9, 11, 15

Blähungen: 1, 15, 17

Brust (äußerlich): 17, 19

Brustraum: 6, 9, 10, 13

Emotionales Gleichgewicht: 12, 22, 23, 24

Erkältungen: 3

Fieber: 3

Fortpflanzung: 8, 13, 16, 17

Fuß: 9, 15

Gehirn: 23

Geistige Klarheit: 7, 20, 21, 25

Gewicht: 21

Gleichgewicht: 23, 24

Hals/Kehle: 3, 4, 10

Hals/Nacken: 11, 12, 13, 16

Handgelenk: 9, 11

Herz: 10, 15, 17

Hüften: 6, 9, 11, 14

Knie: 10, 15

Knöchel: 9, 15, 17

Kopf: 1, 7, 16, 18

Kreislauf: 10, 23

Muskeln: 8, 16

Nervensystem: 17

Ohren: 5, 20

Physisches Gleichgewicht: 6, 20
Rücken: 2, 6, 9, 19
Schilddrüse: 14
Schlaflosigkeit: 4, 18
Schultern: 10, 11, 13
Schüttelkrämpfe: 7
Schwindel: 21
Verdauung: 2, 5, 7, 19
Zittrigkeit: 24, 26

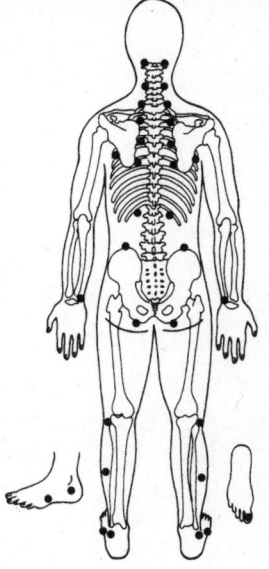

Während man nun die folgenden Zusammenfassungen der verschiedenen Sicherheitsenergieschlösser liest, sollte man sich an den Abbildungen 4.1a und 4.1b zu deren Lokalisierung orientieren. Einige der Sicherheitsenergieschlösser sind am Rücken oder an anderen Stellen angesiedelt, an die man nicht so leicht herankommt, wenn man sich selbst strömt. Zu Selbsthilfezwecken hat Jiro Murai aber herausgefunden, daß es überall am Körper entsprechende Stellen gibt, die man leichter berühren kann. So ist jeder in der Lage, die eigenen Sicherheitsenergieschlösser relativ einfach zu öffnen.

Abbildung 4.1a

Der Leser wird ebenfalls bemerken, daß bei vielen der folgenden Übungen das Strömen von zwei verschiedenen SES angegeben ist. Das zusätzliche SES dient als eine Art »Abfluß«, der dabei hilft, die befreite Energie aus dem »verschlossenen« SES abzuleiten.

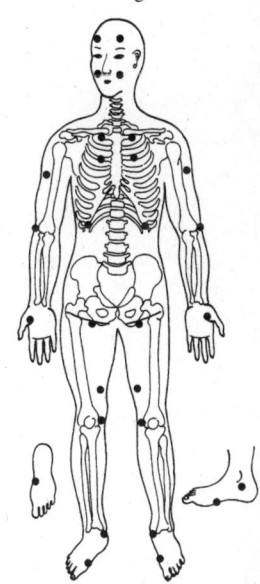

Abbildung 4.1b

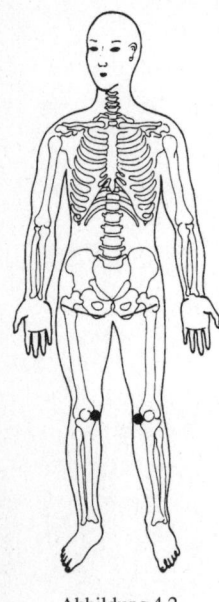

Abbildung 4.2

Die Sicherheitsenergieschlösser der ersten Tiefe (1 bis 4)

Sicherheitsenergieschloß 1:
Der Urbeweger

Sicherheitsenergieschloß 1 befindet sich jeweils auf der Innenseite des Knies, direkt an der Wölbung, wo Schenkel und Schienbein aufeinander treffen (siehe Abbildung 4.2). SES 1 vereinigt die absteigende Energie (die sich auf der Vorderseite des Körpers nach unten bewegt) mit der aufsteigenden Energie (die am Rücken nach oben fließt) und harmonisiert uns so von Kopf bis Fuß. SES 1 wird als »*der Urbeweger*« bezeichnet, »der extreme Höhen mit extremen Tiefen verbindet«.

Das Öffnen von Sicherheitsenergieschloß 1 schafft Abhilfe bei allen Formen von Bauchproblemen (Blähungen, Beschwerden) und bei Kopfschmerzen. Außerdem fördert es eine tiefere und leichtere Atmung.

Man kann sich selbst oder eine andere Person durch Auflegen der Hände – Daumen, Finger, Handfläche oder Rückseite der Hand – strömen. Nachdem das linke oder rechte Knie einige Minuten lang auf der Innenseite gehalten worden ist, kann man allmählich spüren, wie das Unbehagen verschwindet.

Eine andere Möglichkeit, SES 1 zu unterstützen, besteht darin, dieses Sicherheitsenergieschloß in Verbindung mit Sicherheitsenergieschloß 2 zu strömen:

1. Legen Sie die linke Hand auf das rechte Knie, auf Sicherheitsenergieschloß 1, und die rechte Hand auf die rechte Hüfte, auf Sicherheitsenergieschloß 2 (siehe Abbildungen 4.3a und 4.3b).

80

2. Legen Sie die rechte Hand auf das linke Knie, auf Sicherheitsenergieschloß 1, und die linke Hand auf die linke Hüfte, auf Sicherheitsenergieschloß 2.

»Ich verbrachte einige Tage in einem wunderschönen Haus am Kahlua Bay. Ich freute mich sehr darauf, wie jeden Tag im Meer schwimmen zu gehen. Am Abend vorher hatte ein gewaltiger Sturm getobt, und als ich an den Strand kam, sah das Wasser anders aus als sonst. Das Wasser war trüb, nicht kristallklar und türkis wie sonst, doch da ich eine begeisterte Schwimmerin bin, ging ich dennoch alleine hinein.

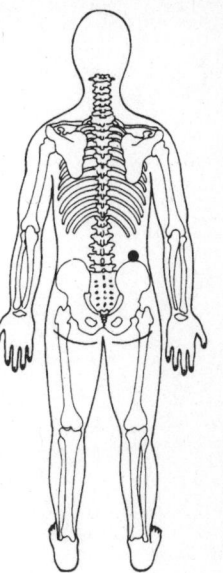

Abbildung 4.3a

Ich schwamm ungefähr fünfzig Meter hinaus und fühlte plötzlich eine scharfe elektrische Strömung durch meinen Körper fahren. Ich wurde ganz taub und geriet in Panik. Irgendwie schaffte ich es ans Ufer. Eine Staatsqualle hatte sich im Wasser kurz um mich geschlungen. Ihre langen Tentakel hatten mein Gesicht, meinen Hals, die Brust, die Taille und die Oberschenkel eingewickelt. Ich rieb meine Haut mit Sand ab, um die gallertartige, stechende Substanz zu entfernen. Ich bekam Herzrasen und konnte kaum Luft holen, und mein Körper zitterte unkontrolliert. Eine Minute lang dachte ich: ›Mein Gott, ich werde sterben!‹ Ich legte mich in den Sand und griff mit verschränkten Armen nach den beiden SES 1 (auf der Innenseite der Knie). Ich hielt die Einser, als ginge es um mein Leben. Marys Beschreibung von SES 1 war das einzige, an das ich mich erinnern konnte. Und ich spürte, daß ich das Ganze sehr schnell aus meinem Körper herausspülen mußte. Ich hielt die Stelle ungefähr zwanzig Minuten lang. Schließlich spürte ich, daß der Schock langsam nachließ, und ich war in der Lage, nach Hau-

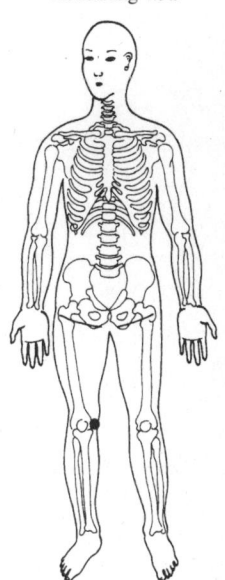

Abbildung 4.3b

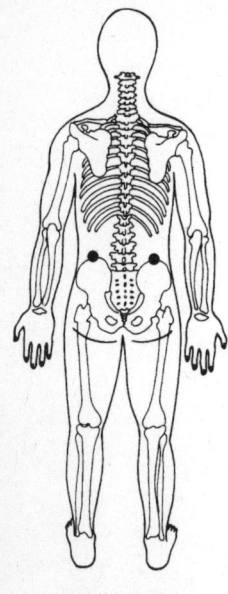

Abbildung 4.4

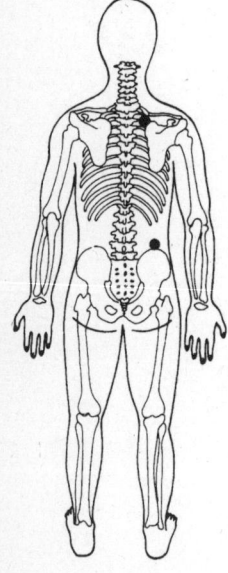

Abbildung 4.5

se zu gehen, wo meine Freunde mich schon an der Tür erwarteten. Da mein ganzer Körper mit Striemen bedeckt war, wollten sie mich gleich ins Krankenhaus bringen. Ich legte mich statt dessen ins Bett und machte meine Jin-Shin-Jyutsu-Selbsthilfeübungen, und am nächsten Tag ging es mir bereits sehr viel besser.«

Sicherheitsenergieschloß 2:
Weisheit

Sicherheitsenergieschloß 2 befindet sich am Rücken am oberen Beckenrand, jeweils auf der linken und der rechten Seite des Körpers (siehe Abbildung 4.4). SES 2 steht mit der für alle Geschöpfe vorhandenen Lebenskraft und mit Weisheit in Zusammenhang. Wenn SES 2 geöffnet wird, verbinden wir uns wieder mit der ursprünglichen Weisheit und dem Sinn des Lebens.

SES 2 kann benutzt werden, um alle Formen von Rückenbeschwerden zu lindern. Es bringt die Verdauung und die Atmung ins Gleichgewicht. Es verringert außerdem Verspannungen in den Beinen.

Zum Strömen werden die Hände direkt auf die linke und rechte SES-2-Stelle gelegt, ganz oben auf die Beckenknochenränder am Rücken. SES 2 und 3 können auch zusammen geströmt werden, und zwar wie folgt:

1. Legen Sie die linke Hand auf die rechte Schulter, auf Sicherheitsenergieschloß 3, und die rechte Hand auf den rechten hinteren Beckenrand, auf Sicherheitsenergieschloß 2 (siehe Abbildung 4.5).
2. Legen Sie die rechte Hand auf die linke Schulter, auf Sicherheitsenergieschloß 3, und die linke Hand auf den linken hinteren Beckenrand, auf Sicherheitsenergieschloß 2.

Sicherheitsenergieschloß 3:
Die Tür

Sicherheitsenergieschloß 3 befindet sich am Rücken an der rechten und linken oberen Ecke der Schulterblätter links und rechts von der Wirbelsäule (siehe Abbildung 4.6). SES 3 fungiert als Tür, die aufschwingt, um Spannungen zu entladen, und die dann wieder zurückschwingt, um gereinigte Energie zu empfangen. Sicherheitsenergieschloß 3 wird mit Hilfe des Atems zur Behandlung von Fieber, Erkältungskrankheiten und Halsschmerzen geströmt. Durch die Freisetzung des körpereigenen natürlichen Antibiotikums wird auch das Immunsystem gestärkt. Das Strömen dieses Sicherheitsenergieschlosses ist außerdem sehr gut geeignet, wenn Probleme und Spannungen im Beckenbereich behandelt werden sollen. Dabei wird die rechte Hand auf das linke SES 3 gelegt und die linke Hand auf das rechte SES 3, und man kann spüren, wie sich die Spannung rasch auflöst.

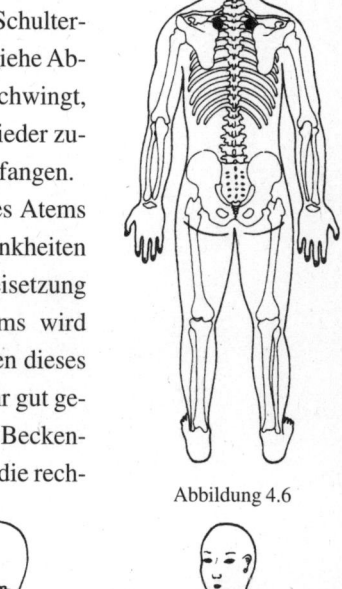

Abbildung 4.6

SES 3 kann auch zusammen mit SES 15 geströmt werden, und zwar mit der folgenden einfachen Sequenz:

1. Legen Sie die linke Hand auf die rechte Schulter, auf Sicherheitsenergieschloß 3, und die rechte Hand auf die rechte Leistenbeuge, auf Sicherheitsenergieschloß 15 (siehe Abbildungen 4.7a und 4.7b).

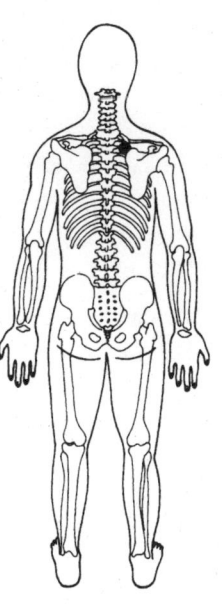

Abbildung 4.7a

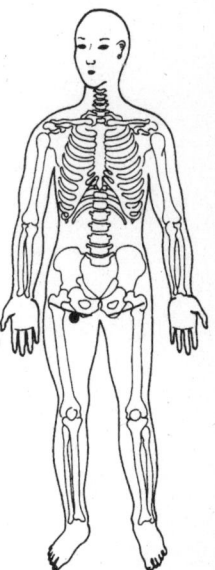

Abbildung 4.7b

83

2. Legen Sie die rechte Hand auf die linke Schulter, auf Sicherheitsenergieschloß 3, und die linke Hand auf die linke Leistenbeuge, auf Sicherheitsenergieschloß 15.

Bei einem Flug von Salt Lake City nach South Dakota saß eine junge Mutter mit einem sechs Monate alten Baby in meiner Nähe. Die Mutter war sichtlich verängstigt, denn ihr Kind hatte 40,5 °C Fieber. Zwei Aspiringaben hatten das Fieber noch nicht senken können.

Die Mutter wurde schließlich so besorgt, daß die Piloten sich dazu entschieden, in Wyoming notzulanden. In der Zwischenzeit fragte eine der Stewardessen herum, ob jemand an Bord sei, der in irgendeiner Form helfen könne. Ich ging zu dem Kind und strömte die beiden SES 3, wobei ich mich daran erinnerte, daß dies ein natürliches Antibiotikum ist und auch Fieber senken kann. Nach etwa zwanzig Minuten landete das Flugzeug in Wyoming. Bei der Landung maß die Mutter noch einmal die Temperatur des Babys und stellte erleichtert fest, daß die Temperatur bereits um mehr als ein halbes Grad gesunken war, und zwar auf 39,8 °C!«

Sicherheitsenergieschloß 4:
Das Fenster

Sicherheitsenergieschloß 4 befindet sich in der Hinterhauptsfurche an der Schädelbasis (jeweils auf der linken und der rechten Seite) (siehe Abbildung 4.8). Es wird als das »Fenster« bezeichnet, welches das Licht des Wissens und den lebensspendenden Atem hineinläßt.

Sicherheitsenergieschloß 4 harmonisiert Augen- und

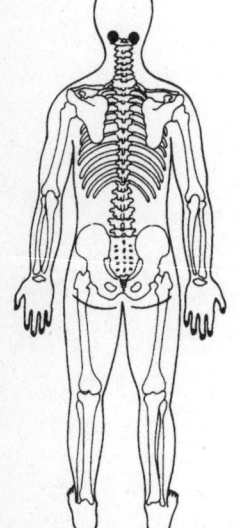

Abbildung 4.8

Halsbeschwerden. Man kann SES 4 immer dann strömen, wenn man selbst oder ein Freund an Schlaflosigkeit, Geschwächtheit oder Überanstrengung der Augen
oder an Halsschmerzen oder Halstrockenheit leidet.
Zum Strömen von SES 4 wird jede Stelle einfach einige Minuten lang gehalten. Man kann sie auch strömen, während man die Wangenknochen beziehungsweise die beiden SES 21 hält.

1. Legen Sie die linke Hand auf die rechte Schädelbasis, auf Sicherheitsenergieschloß 4, und die rechte Hand
auf den linken Wangenknochen, auf Sicherheitsenergieschloß 21 (siehe Abbildungen 4.9a und 4.9b).
2. Legen Sie die rechte Hand auf die linke Schädelbasis, auf Sicherheitsenergieschloß 4, und die linke
Hand auf den rechten Wangenknochen, auf Sicherheitsenergieschloß 21.

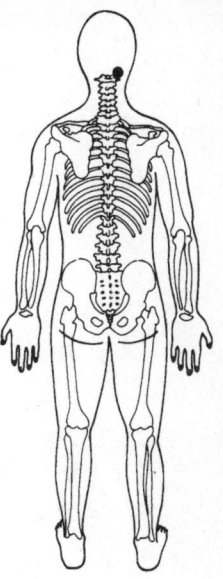

Abbildung 4.9a

*»Während des Strömens einer jungen Frau stellte ich
fest, daß deren Pupillen extrem vergrößert waren. Sie
erzählte mir, daß sie an einer vererbten Augenkrank-
heit leide. Dabei handle es sich um eine fortschreitende
Störung, die zur Folge habe, daß nur noch peripheres
Sehen und nur sehr wenig zentrales Sehen möglich sei.
›Aber‹, so sagte sie, ›es läßt sich nichts machen‹. Ich
sagte nichts, begann jedoch, die beiden SES 4 zu halten
und zeigte ihr, wie sie sie selbst halten kann. Wenige
Wochen später sah ich sie wieder. ›Also, ich habe Ihnen vielleicht etwas zu erzählen!‹ rief sie. ›Ich wollte
eigentlich noch niemandem etwas sagen, denn es wird
sicherlich wieder aufhören. Aber ich habe angefangen
zu sehen. Jeden Tag sehe ich mehr.‹ Sie fuhr damit fort,
mir zu erzählen, wie sie Dinge wieder wahrnehmen*

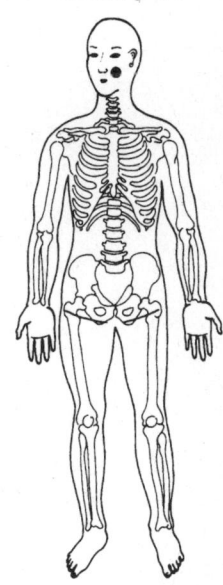

Abbildung 4.9b

85

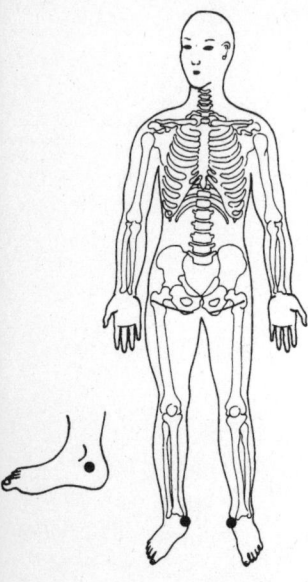

Abbildung 4.10

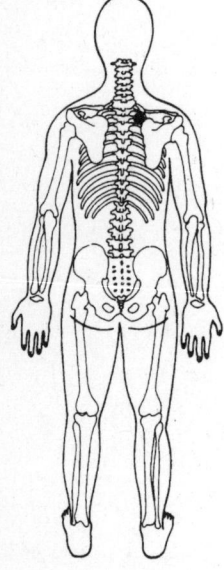

Abbildung 4.11a

*könne, die sie vorher nicht mehr gesehen hatte –
Gebäude etwa – und daß ihr Freund sie mehr oder
weniger durch die Stadt schleifen müsse, weil sie
ständig stehenblieb und die Neuartigkeit von allem
bewunderte. Es war, als wäre er mit Alice im Wun-
derland unterwegs. Danke für das Geschenk von
Jin Shin Jyutsu!«*

Die Sicherheitsenergieschlösser der zweiten Tiefe (5 bis 15)

Sicherheitsenergieschloß 5: Erneuerung

Das sich auf der Innenseite des Fußgelenks zwischen Knöchel und Ferse befindliche Sicherheitsenergieschloß 5 stellt unsere Fähigkeit wieder her,
alles Alte abzulegen und das Neue anzunehmen
(siehe Abbildung 4.10). Aus diesem Grund wird es
mit Erneuerung und Wiedergeburt in Zusammenhang gebracht. Wenn SES 5 offen ist, fühlen wir uns
von allen Fesseln befreit, die uns in der Vergangen-
heit zurückgehalten haben. Da Angst eine der größten aller Fesseln ist, werden die SES-5-Stellen häufig geströmt, wenn wir Angst empfinden.

Die SES-5-Stellen sind außerdem nützlich zur
Linderung von Verdauungs- und Hörstörungen.

Zum Strömen von SES 5 werden die Innenseiten der
beiden Fußgelenke gehalten. Wenn diese Stellung
als unbequem empfunden wird, kann eine Hand auf
das linke und eine Hand auf das rechte SES 15 in der
Leistenbeuge gelegt werden. Das Öffnen von SES
15 zusammen mit SES 3 öffnet ebenfalls SES 5:

1. Legen Sie die rechte Hand auf die rechte Leistenbeuge, auf Sicherheitsenergieschloß 15, und die linke
Hand auf die rechte Schulter, auf Sicherheitsenergieschloß 3 (siehe Abbildungen 4.11a und 4.11b).
2. Halten Sie die Stellen so einige Minuten lang und
legen Sie dann die linke Hand auf die linke Leistenbeuge, auf Sicherheitsenergieschloß 15, und die rechte Hand auf die linke Schulter, auf Sicherheitsenergieschloß 3.

Sicherheitsenergieschloß 6:
Gleichgewicht und Unterscheidungsfähigkeit

Sicherheitsenergieschloß 6 wird mit Gleichgewicht und
Urteilsfähigkeit in Zusammenhang gebracht. Es befindet sich am Fußgewölbe auf der Innenseite des Fußes,
etwa in der Mitte zwischen dem großen Zeh und dem
Abschluß der Ferse (siehe Abbildung 4.12). Das Fußgewölbe ist jene Struktur, die uns dazu befähigt, einen
ausgeglichenen Standpunkt in der Welt zu bewahren.
Wie seine physische Manifestation ermöglicht uns SES
6, das Gleichgewicht zwischen universeller Inspiration
und praktischem Geerdetsein zu bewahren.

Sicherheitsenergieschloß 6 setzt Spannungen im
Brustraum frei und kann benutzt werden, um Verspannungen in den Hüften und im Rücken zu lösen.
SES 6 hilft uns auch dabei, das innere Gleichgewicht
zu erlangen.

Zum Strömen von SES 6 werden beide Fußgewölbe
an den jeweiligen Sicherheitsenergieschlössern gehalten. Wie SES 5 kann SES 6 auch durch Strömen von
SES 15 und SES 3 geöffnet werden. Deshalb ist die
Sequenz, die für SES 5 vorgestellt wurde, hier ebenso
wirksam.

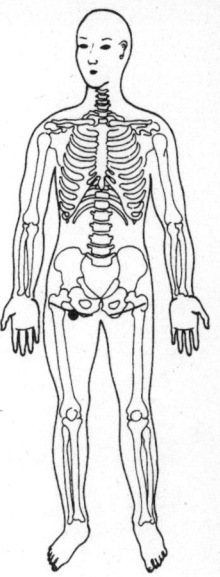

Abbildung 4.11b

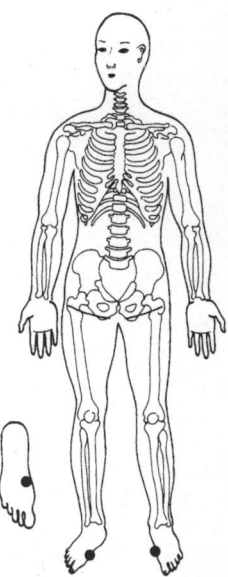

Abbildung 4.12

87

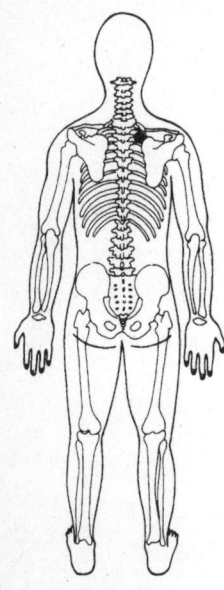

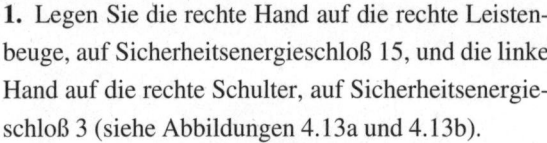

1. Legen Sie die rechte Hand auf die rechte Leistenbeuge, auf Sicherheitsenergieschloß 15, und die linke Hand auf die rechte Schulter, auf Sicherheitsenergieschloß 3 (siehe Abbildungen 4.13a und 4.13b).
2. Halten Sie die Stellen so einige Minuten lang und legen Sie dann die linke Hand auf die linke Leistenbeuge, auf Sicherheitsenergieschloß 15, und die rechte Hand auf die linke Schulter, auf Sicherheitsenergieschloß 3.

Sicherheitsenergieschloß 7: Sieg

Sicherheitsenergieschloß 7 befindet sich auf der Unterseite des großen Zehs (siehe Abbildung 4.14). Traditionell wird SES 7 mit Entwicklung und mit der Vollendung eines spirituellen Zyklus in Verbindung gebracht, daher die Bezeichnung »Sieg«.

Abbildung 4.13a

Da sich SES 7 an der untersten Stelle des Körpers befindet, steht es mit der obersten Stelle in Verbindung. Deshalb ist SES 7 das Sicherheitsenergieschloß, das besonders nützlich ist, wenn wir das Bewußtsein leeren und einen klaren Kopf bekommen möchten. SES 7 kann eingesetzt werden, um Kopfschmerzen und Schüttelkrämpfe zu lindern, ist aber auch nützlich zur Förderung der Verdauung.

Das Strömen von SES 7 erfolgt, indem der große Zeh an den angegebenen Stellen ge-

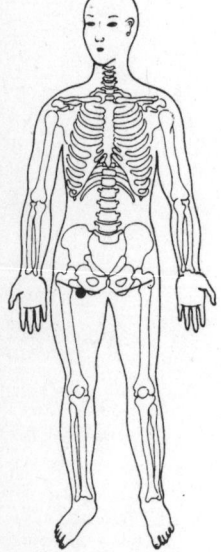

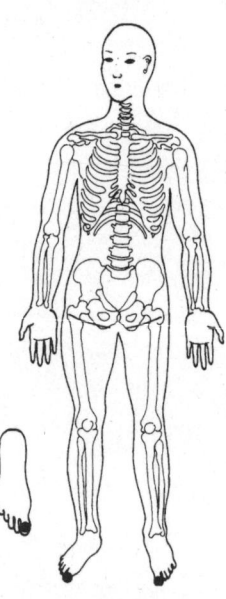

Abbildung 4.13b   Abbildung 4.14

halten wird. Wenn dies zu unbequem ist, kann SES 7 auch durch Strömen der Leistenbeuge an SES 15 und des hinteren Beckenrands an SES 2 geöffnet werden:

1. Legen Sie die linke Hand auf die linke Leistenbeuge, auf Sicherheitsenergieschloß 15, und die rechte Hand auf den rechten hinteren Beckenrand, auf Sicherheitsenergieschloß 2 (dazu können sowohl die Handinnenfläche als auch der Handrücken benutzt werden) (siehe Abbildungen 4.15a und 4.15b).
2. Legen Sie die rechte Hand auf die rechte Leistenbeuge, auf Sicherheitsenergieschloß 15, und die linke Hand auf den linken hinteren Beckenrand, auf Sicherheitsenergieschloß 2.

»Seit achtzehn Jahren litt ich an epileptischen Anfällen. Die Schüttelkrämpfe waren von außergewöhnlicher Heftigkeit, und meistens erlitt ich die Anfälle während des Schlafens. Ich wachte immer Sekunden vor Beginn eines Krampfes auf. In den Jin-Shin-Jyutsu-Kursen lernte ich, daß ich die Energieblockade, die als Ursache der Anfälle zu sehen ist, durch Halten der beiden SES 7 auflösen konnte.
Eines Morgens wachte ich nach einer extrem anstrengenden Woche auf und spürte das Herannahen eines Anfalls. Schnell griff ich nach meinen großen Zehen und hielt sie, als ob es um mein Leben ginge. Als der Krampf meinen Körper übermannte, hielt ich meine Zehen nur noch fester, bis meine Fingerknöchel ganz weiß wurden, um zu verhindern, daß die Kraft der Krämpfe meine Finger wegriß. Zu meinem Erstaunen ließ der Schüttelkrampf schnell nach, bevor er seine normale volle Stärke erreichte, und ich verlor nicht

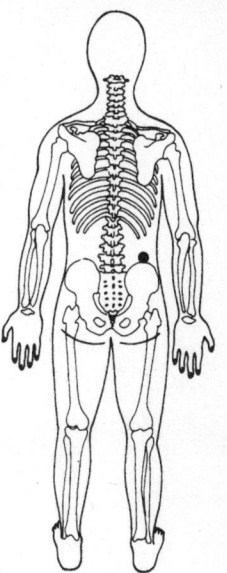

Abbildung 4.15a

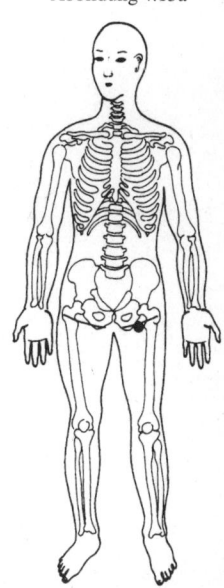

Abbildung 4.15b

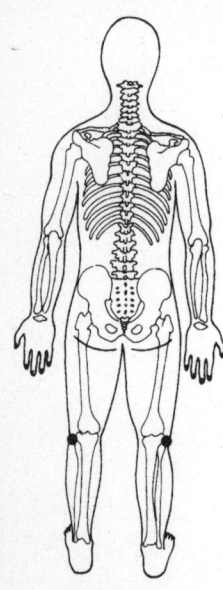

Abbildung 4.16

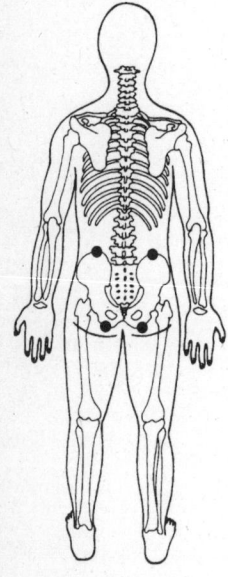

Abbildung 4.17

wie sonst das Bewußtsein. Ich lag einige Zeit im Bett und fuhr so lange damit fort, meine großen Zehen zu halten, bis ich mich stark genug fühlte, mich aufzusetzen und eine Tasse Tee zu trinken.

Nach dieser Erfahrung war ich in Hochstimmung und fühlte, daß ich zum ersten Mal seit Jahren die Kontrolle über meinen Körper hatte. Ich war erstaunt, daß Jin Shin Jyutsu so schnell und so einfach funktioniert hatte.«

Sicherheitsenergieschloß 8:
Rhythmus, Stärke und Frieden

Sicherheitsenergieschloß 8 befindet sich an der äußeren Rückseite des Knies (siehe Abbildung 4.16). Wenn SES 8 geöffnet ist, fühlen wir uns mehr mit dem Rhythmus, der Stärke und dem Frieden des Universums im Einklang.

Sicherheitsenergieschloß 8 hilft den Ausscheidungs- und Fortpflanzungsfunktionen. Es ist auch gut für die Verringerung von Muskelverspannungen sowie für Rektum- und Beckengürtelprojekte.

SES 8 wird geströmt, während man auf einem bequemen Stuhl sitzt oder sich hinlegt und die Knie zur Brust zieht. Wenn diese Position unbequem ist, können die beiden SES 8 auch entweder durch Strömen von SES 25 am Sitzbein oder durch Strömen von SES 2 am hinteren Beckenrand geöffnet werden.

1. Legen Sie die linke Hand auf die linke Gesäßhälfte, auf Sicherheitsenergieschloß 25, und die rechte Hand auf die rechte Gesäßhälfte, ebenfalls Sicherheitsenergieschloß 25 (siehe Abbildung 4.17).

2. Legen Sie die linke Hand auf den linken hinteren

Beckenrand, auf Sicherheitsenergieschloß 2, und die rechte Hand auf den rechten hinteren Beckenrand, ebenfalls Sicherheitsenergieschloß 2.

Sicherheitsenergieschloß 9:
Ende eines Zyklus, Anfang eines neuen

Sicherheitsenergieschloß 9 befindet sich in der oberen Mitte des Rückens, zwischen dem unteren Ende der Schulterblätter und der Wirbelsäule (siehe Abbildung 4.18). SES 9 kann immer geströmt werden, wenn jemand Probleme damit hat, reinen Tisch zu machen. SES 9 inspiriert uns, so daß wir das Alte abgeben und das Neue annehmen können.

Sicherheitsenergieschloß 9 verbindet außerdem den unteren Teil des Körpers mit dem oberen. Die SES-9-Stellen als solche harmonisieren und energetisieren die Extremitäten. Sie können geströmt werden, wenn die Lungen verschleimt sind, bei Arm- und Beinprojekten, bei einem verstauchten Knöchel oder bei Hüftbeschwerden.

Da wenige von uns SES 9 selbst erreichen können, ist es auch möglich, statt dessen SES 19 zu halten, das sich in der Armbeuge auf der Seite des Daumens befindet. Beim Öffnen von SES 19 öffnen wir automatisch auch SES 9.

1. Um SES 9 zu klären, werden beide SES 19 an den Ellbogen geströmt. Man hält sie in den Armbeugen beider Arme, und zwar jeweils auf der Daumenseite (siehe Abbildung 4.19).
2. Sollte es unbequem sein, beide Ellbogen gleichzeitig zu strömen, kann erst der rechte Ellbogen und dann der linke geströmt werden.

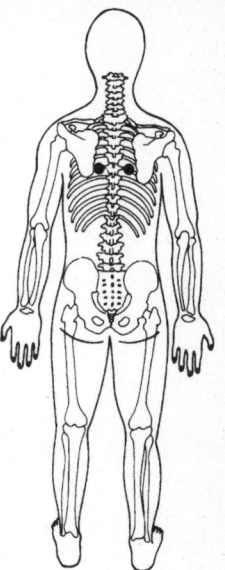

Abbildung 4.18

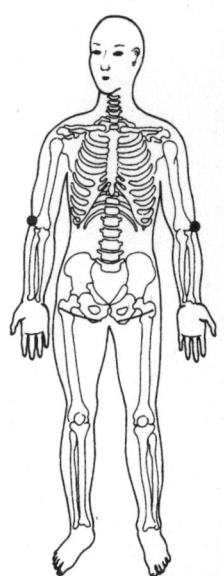

Abbildung 4.19

91

»*Nach meinem ersten Kurs bei Mary Burmeister im Jahre 1979 suchte ich mir in meinem Eifer verschiedene Freunde als Versuchskaninchen aus, um an ihnen zu üben. Einer von ihnen war ein gesunder Mann von Anfang Vierzig, den ich bereits seit 12 Jahren kannte. Er hatte mir oft von seinem Beruf erzählt, der zwar gut bezahlt und sicher, aber nicht erfüllend war. Er ging sehr ungern zur Arbeit, war aber zu bequem in seinem Job verwurzelt, um die Änderungen vorzunehmen, die er sich wünschte.*

Als er zu mir kam, hatte er Beschwerden im Arm. Die beiden SES 9 helfen den Armen. Sie stehen auch für das Ende eines Zyklus und den Anfang eines neuen. Beides schien in seiner Situation passend zu sein, so daß ich mich darauf konzentrierte, seine SES 9 zu klären.

Nachdem er sechs Behandlungen in zwei Wochen erhalten hatte, kam er eines Morgens zu mir und brachte Neuigkeiten mit. Am vorhergehenden Tag hatte er seinem Arbeitgeber spontan mitgeteilt, daß er seine Stellung aufgeben wolle. Die Entscheidung wurde von seinem Chef sehr gut aufgenommen, da dieser schon lange dachte, daß mein Freund irgendwie dem falschen Beruf nachging.«

Sicherheitsenergieschloß 10: Speicher der Fülle

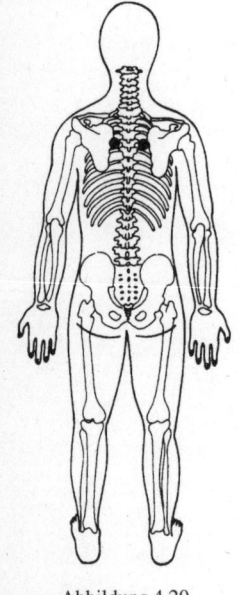

Sicherheitsenergieschloß 10 befindet sich am Rücken zwischen den Schulterblättern und der Wirbelsäule auf einer Geraden mit der Mitte der Schulterblätter (siehe Abbildung 4.20). SES 10 wird als der »Speicher der Fülle« bezeichnet, weil grenzenlose Lebensenergie aus ihm herausströmt, wenn es aufgeschlossen wird.

Abbildung 4.20

Das Öffnen von Sicherheitsenergieschloß 10 harmonisiert ebenfalls das Herz, den Kreislauf, die Kehle, die Stimme, die Schultern und die Knie. Wie SES 9 harmonisiert SES 10 auch den Brustraum. SES 10 eignet sich besonders gut zur Harmonisierung des Blutdrucks.

Wie bei SES 9 kann es schwer sein, an SES 10 heranzukommen. Statt diese Stellen direkt zu halten, kann man mit der rechten Hand den linken Oberarm (als das hohe SES 19 bekannt) und mit der linken Hand den rechten Oberarm einige Minuten lang halten. Oder man strömt die Oberarme zusammen mit den Oberschenkeln der jeweils gegenüberliegenden Körperseite (das hohe SES 1), und zwar wie folgt:

1. Legen Sie die linke Hand auf das rechte hohe SES 19 (auf den Oberarm) und die rechte Hand auf das linke hohe SES 1 (auf den inneren Oberschenkel) (siehe Abbildung 4.21).

2. Legen Sie die rechte Hand auf das linke hohe SES 19 (auf den Oberarm) und die linke Hand auf das rechte hohe SES 1 (auf den inneren Oberschenkel).

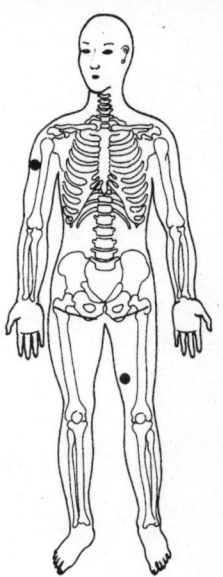

Abbildung 4.21

Sicherheitsenergieschloß 11:
Die Lasten aus Vergangenheit und Zukunft entladen

Sicherheitsenergieschloß 11 befindet sich am oberen Rücken, etwas unterhalb der Stelle, wo der Hals auf die Schultern trifft (siehe Abbildung 4.22). SES 11 hilft uns, überflüssiges Gepäck abzuladen.

Das Strömen von Sicherheitsenergieschloß 11 harmonisiert Schultern und Nacken. Es eignet sich auch zur Linderung von Hüft- und Beinbeschwerden. Das Öffnen von SES 11 kommt auch den Armen zugute, ein-

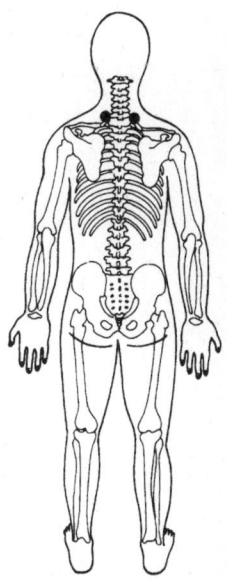

Abbildung 4.22

93

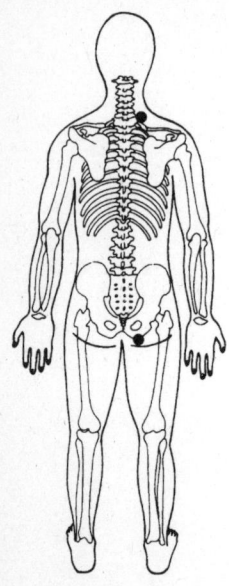

Abbildung 4.23

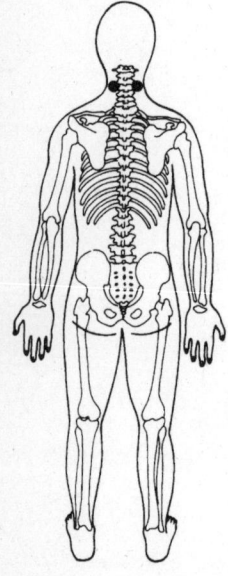

Abbildung 4.24

schließlich der Ellbogen, Handgelenke, Hände und Finger.

Das linke SES 11 wird geströmt, indem man die rechte Hand darauflegt. Das rechte SES 11 wird mit der linken Hand gehalten. Es ist auch hilfreich, SES 11 mit dem Gesäß, SES 25, zu strömen, um SES 11 zu klären:

1. Halten Sie die rechte Schulter an Sicherheitsenergieschloß 11 mit der linken Hand und die rechte Gesäßhälfte an Sicherheitsenergieschloß 25 mit der rechten Hand (siehe Abbildung 4.23).

2. Strömen Sie die linke Schulter an Sicherheitsenergieschloß 11 mit der rechten Hand und halten Sie die linke Gesäßhälfte an Sicherheitsenergieschloß 25 mit der linken Hand.

»Vor ungefähr drei Jahren arbeitete ich als Hauskrankenpflegerin für Laura, eine 38jährige Frau, die bettlägerig und von der Brust abwärts gelähmt war. Man hatte ihr das Etikett ›Multiple Sklerose‹ aufgedrückt. Einmal täglich mußte ich verschiedene Bewegungen mit ihren Beinen ausführen, um einer weiteren Verschlimmerung vorzubeugen. Ihre Beine waren sehr steif und schwer zu bewegen. Eine gute Freundin, die Jin-Shin-Jyutsu-Praktikerin ist, zeigte mir, wie ich Lauras SES 11 und SES 15 halten sollte. Nachdem ich jede Seite zehn Minuten lang gehalten hatte, erlebte ich eine Überraschung! Lauras Beine waren weicher, und ich konnte sie sehr leicht bewegen. Ich war so beeindruckt, daß ich mich sofort entschied, diese Kunst selbst zu erlernen und auszuüben. Je tiefer ich Jin Shin Jyutsu erforsche, um so beeindruckter bin ich.«

94

Sicherheitsenergieschloß 12:
Nicht mein Wille, sondern Dein Wille

Sicherheitsenergieschloß 12 befindet sich im Nacken, in der Mitte zwischen Schädel und Schultern auf beiden Seiten der Wirbelsäule (siehe Abbildung 4.24). SES 12 hat eine enorme Wirkung auf unsere psychische Verfassung, weil es uns dazu befähigt, unseren Willen mit dem universellen Willen in Einklang zu bringen. Das Öffnen von SES 12 kann unser emotionales Gleichgewicht wiederherstellen und Wut auflösen. Das Öffnen von SES 12 hilft auch dabei, Verspannungen im Nacken und in den Armen zu lindern. SES 12 wird geströmt, indem wir jede Hand auf eines der SES legen. Zusätzlich kann das Steißbein (am unteren Ende der Wirbelsäule) gemeinsam mit SES 12 geströmt werden, was der Freisetzung von festgesetzter Energie zugute kommt.

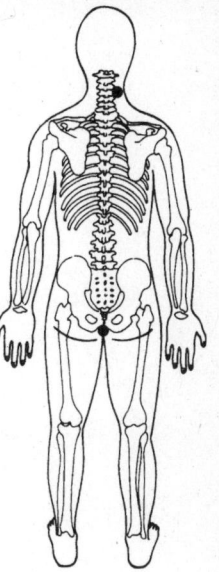

Abbildung 4.25

1. Legen Sie die linke Hand auf die rechte Seite des Nackens, auf Sicherheitsenergieschloß 12, und die rechte Hand auf das Steißbein (siehe Abbildung 4.25).
2. Legen Sie die rechte Hand auf die linke Seite des Nackens, auf Sicherheitsenergieschloß 12, und die linke Hand auf das Steißbein.

Sicherheitsenergieschloß 13:
Liebe deine Feinde

Sicherheitsenergieschloß 13 befindet sich auf der Vorderseite des Brustkorbs, und zwar ungefähr auf der dritten Rippe, die ein Stückchen unterhalb des Schlüsselbeins ist (siehe Abbildung 4.26). Wenn SES 13 geöffnet ist, sind wir besser in der Lage, das Gute in allen Menschen zu sehen, sogar in jenen, mit denen

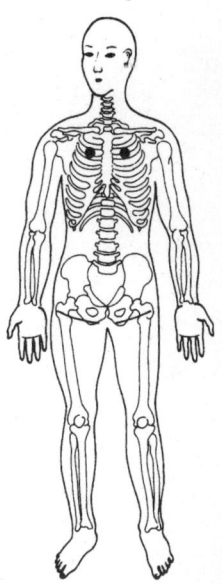

Abbildung 4.26

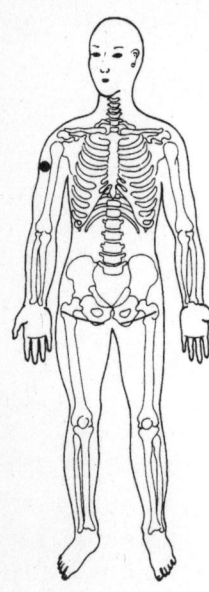

Abbildung 4.27

wir normalerweise nicht einverstanden sind oder nicht harmonisieren.

SES 13 harmonisiert die Fortpflanzungsfunktionen. Es hilft auch, unseren Appetit ins Gleichgewicht zu bringen und Verspannungen in Schultern und Nacken aufzulösen.

Zum Strömen von SES 13 legen wir die Hände auf beide Stellen. Man kann auch das hohe SES 19 (auf dem Oberarm) wie folgt halten:

1. Legen Sie die linke Hand auf den rechten Oberarm (siehe Abbildung 4.27).
2. Legen Sie die rechte Hand auf den linken Oberarm (die Oberarme können einzeln oder gleichzeitig gehalten werden).

»Eine schwangere Mitarbeiterin sollte am Montag durch einen Kaiserschnitt entbunden werden. Ihr letzter Arbeitstag war der Donnerstag vor dem festgelegten Termin. Sie erzählte mir, daß die Schwangerschaft gut verlaufen sei, daß das Baby jedoch in der falschen Position liege. Der Arzt habe mehrere Male versucht, das Baby zu drehen, doch es lag immer noch mit den Füßen voraus.

Debbie sagte, sie wünsche sich, ganz natürliche Wehen zu bekommen, damit sie wüßte, daß das Baby auch selbst kommen will und nicht die Ärzte diese Entscheidung übernehmen. Sie fragte mich, ob ich Jin Shin Jyutsu bei ihr anwenden könne, bevor sie an jenem Tag das Büro verließ (dies war das einzige Mal, daß ich sie überhaupt behandelte). Ich benutzte den SES-13-Strom.

Am nächsten Tag erhielt ich einen Anruf, in dem ich

96

erfuhr, daß Debbie an jenem Morgen (Freitag) ein Mädchen bekommen hatte. Als ich sie im Krankenhaus anrief, war sie außer sich vor Freude. Die Wehen hätten um 3 Uhr in der Nacht zum Freitag begonnen, und das Baby habe sich tatsächlich gedreht! Die Ärzte hätten den Kaiserschnitt trotzdem ausgeführt, da dies so »geplant« gewesen sei. Debbie erholte sich jedoch sehr schnell und nennt ihr Baby bis zum heutigen Tag ihr ›Jin-Shin-Baby‹.«

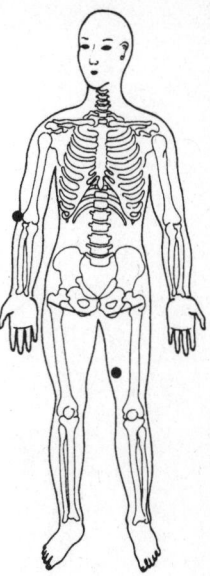

Abbildung 4.28

Sicherheitsenergieschloß 14: Gleichgewicht, Nahrung

Sicherheitsenergieschloß 14 befindet sich auf beiden Seiten der Brust jeweils unter der letzten Vorderrippe. Es verleiht uns die Fähigkeit, uns selbst zu nähren und im Alltag das Gleichgewicht zu bewahren (siehe Abbildung 4.28). Wir können SES 14 immer dann strömen, wenn wir Disharmonien oder Spannungen entweder in der Hüfte oder in der Schenkelregion verspüren. Das Öffnen von SES 14 hält außerdem das Gleichgewicht zwischen der oberen und der unteren Körperhälfte aufrecht.

SES 14 kann geströmt werden, indem die eine Hand auf die linke und die andere auf die rechte Seite gelegt wird. Sie können auch harmonisiert werden, indem SES 19 geströmt wird, welches sich in der Armbeuge auf der Seite des Daumens befindet, und zwar wie folgt:

1. Legen Sie die linke Hand auf den rechten Ellbogen, auf Sicherheitsenergieschloß 19, und die rechte Hand auf das linke hohe SES 1 (am linken Innenschenkel) (siehe Abbildung 4.29).

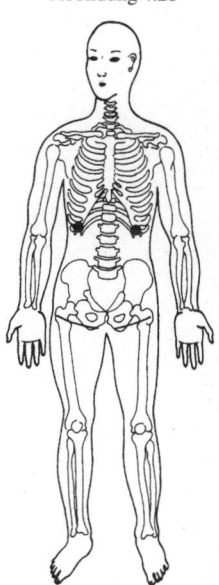

Abbildung 4.29

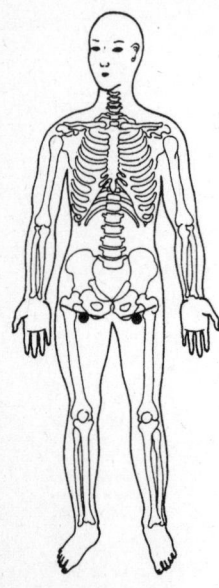

Abbildung 4.30

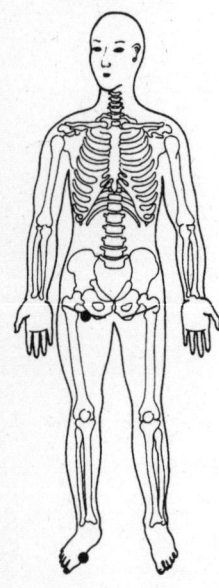

Abbildung 4.31

2. Legen Sie die rechte Hand auf den linken Ellbogen, auf Sicherheitsenergieschloß 19, und die linke Hand auf das rechte hohe SES 1 (auf den rechten Innenschenkel).

Sicherheitsenergieschloß 15:
Reinige unsere Herzen mit Lachen

Sicherheitsenergieschloß 15 befindet sich in der Leistenbeuge (siehe Abbildung 4.30). Durch das Strömen von SES 15 steigern wir unsere Fähigkeit, mehr Freude und Lachen in unser Leben hineinzulassen, was unsere Wahrnehmung von allem verändert. Mary bezeichnet die SES-15-Stellen als die »Komiker«, weil sie uns helfen, uns selbst und unsere Situation weniger ernst zu nehmen.

Sicherheitsenergieschloß 15 harmonisiert den Bauch, die Beine, die Knie, die Fußgelenke und die Füße. Es kann auch benutzt werden, um dem Herzen zu helfen und Blähungen zu lindern.

Um SES 15 zu strömen, wird jeweils die eine Hand auf die linke und die andere auf die rechte Leistenbeuge gelegt. Man kann SES 15 auch zusammen mit dem Spann, an SES 6, halten und danach die Schultern, an SES 3. Wenn man an SES 6 nur unter Schwierigkeiten herankommt, kann SES 15 auch allein mit SES 3 wirksam geströmt werden.

1. Legen Sie die rechte Hand auf die rechte Leistenbeuge, auf Sicherheitsenergieschloß 15, und die linke Hand auf den rechten Spann, auf Sicherheitsenergieschloß 6 (siehe Abbildung 4.31). Oder legen Sie die linke Hand auf die rechte Schulter, auf Sicherheitsenergieschloß 3.

98

2. Legen Sie die linke Hand auf die linke Leistenbeuge, auf Sicherheitsenergieschloß 15, und die rechte Hand auf den linken Spann, auf Sicherheitsenergieschloß 6. Oder legen Sie die rechte Hand auf die linke Schulter, auf Sicherheitsenergieschloß 3.

»Ein 68jähriger Mann war nach einer Operation an beiden Schenkelarterien, die völlig verstopft gewesen waren, im Krankenhaus. Die Zehen des linken Fußes waren ganz schwarz, und der Fuß war aufgrund eines langen Durchblutungsmangels tiefviolett. Die Ärzte planten, sein linkes Bein ab dem Knie zu amputieren, sobald er sich von der Schenkelarterienoperation erholt hatte.

Ich wurde ins Krankenhaus gerufen und gab ihm dort tägliche Behandlungen und später wieder zu Hause, als er entlassen wurde. Ich benutzte viele der SES-15-Ströme. Jeden Tag konnte ich beobachten, wie sich die Farbe veränderte. Kurz gesagt verlor der Mann überhaupt nichts, nicht einmal einen Zeh. Dieser Mann empfing von da an zwölf Jahre lang wöchentlich von mir Jin Shin Jyutsu und hatte ein erfülltes Leben, pflegte seinen großen Rosengarten, ging zum Bowling, engagierte sich für karitative Zwecke und fuhr mit Frau und Familie in Urlaub.«

Alle fünfzehn vorangegangenen Sicherheitsenergieschlösser sind in der ersten und zweiten Tiefe enthalten. Man sollte sich dessen bewußt sein, daß wir durch das Öffnen all dieser SES-Stellen und durch die Aufrechterhaltung ihres geöffneten Zustands auch dazu beitragen, die so wichtige erste und zweite Tiefe in einem Gleichgewicht zu halten.

5. Sicherheitsenergieschlösser 16 bis 26

Zahlen sind Schlüssel zum Strom der universellen Energie.

Im vorhergehenden Kapitel haben wir die Sicherheitsenergieschlösser 1 bis 15 erforscht, die in der ersten und zweiten Tiefe angesiedelt sind. Nun richten wir unsere Aufmerksamkeit auf die verbleibenden elf SES-Stellen, die in der dritten, vierten und fünften Tiefe enthalten sind.

Die Sicherheitsenergieschlösser der dritten Tiefe (16 bis 22)

Sicherheitsenergieschloß 16: Umwandlung

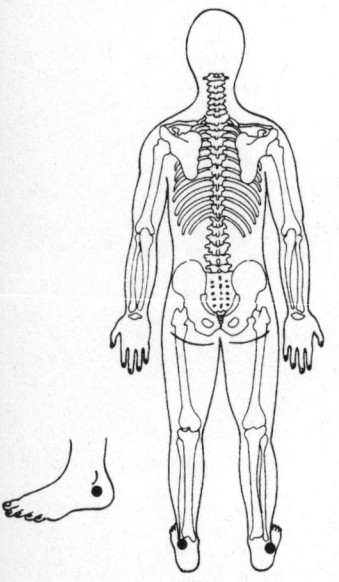

Sicherheitsenergieschloß 16 befindet sich zwischen Knöchel und Ferse an der Außenseite des Fußgelenks (siehe Abbildung 5.1). Es befindet sich gegenüber von Sicherheitsenergieschloß 5. Wenn die Energie leicht und unbehindert durch die beiden SES 16 fließt, sind wir besser in der Lage, gesunde und harmonische Veränderungen in unserem Leben vorzunehmen. Aus diesem Grund heißt es von den beiden SES 16 oft, daß sie »bestehende Formen zugunsten neuer aufbrechen«.

Abbildung 5.1

SES 16 harmonisiert den Knochenbau und trägt zu einer Verbesserung des Muskeltonus bei. Ferner ist es nützlich zur Unterstützung der Fortpflanzungsfunktionen. Es hilft bei der Ausscheidung und lindert Kopf- und Nackenverspannungen.

Wenn es schwierig ist, SES 16 zu halten, kann man dieses Sicherheitsenergieschloß auch durch die Verwendung von SES 11 und SES 25, wie in der folgenden Sequenz beschrieben wird, klären:

1. Legen Sie die rechte Hand auf die linke Schulter, auf Sicherheitsenergieschloß 11, und die linke Hand auf die linke Gesäßhälfte, auf Sicherheitsenergieschloß 25 (siehe Abbildung 5.2).

2. Legen Sie die linke Hand auf die rechte Schulter, auf Sicherheitsenergieschloß 11, und die rechte Hand auf die rechte Gesäßhälfte, auf Sicherheitsenergieschloß 25.

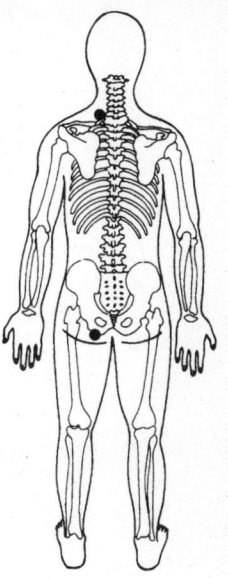

Abbildung 5.2

»Als ich noch ein relativ unerfahrener Praktiker war, behandelte ich eine wöchentliche Klientin, die an einer chronischen Nackensteifheit litt. Eines Tages kam sie sichtlich erschüttert zu mir. Sie erzählte mir, daß ihr Ehemann, der Rechtsanwalt war, am Vortag seine Stelle verloren habe. Sie hatte sehr viel Angst, was die Zukunft betraf, fürchtete sich etwa davor, möglicherweise ihr Zuhause zu verlieren, den wohlhabenden Lebensstil aufgeben zu müssen oder sogar aus der Gegend wegzuziehen.

Ich war mir nicht sicher, wie ich am besten vorgehen sollte, und da fiel mir Sicherheitsenergieschloß 16 ein. SES 16 bricht die bestehenden Formen auf und schafft Raum für neue. Von meinem Kurs her erinnerte ich

101

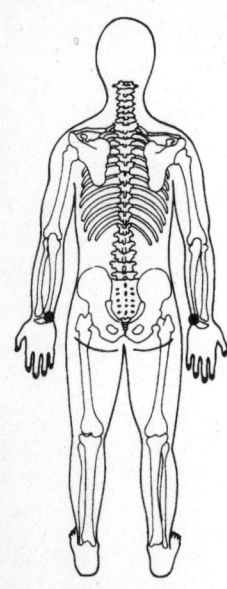

Abbildung 5.3

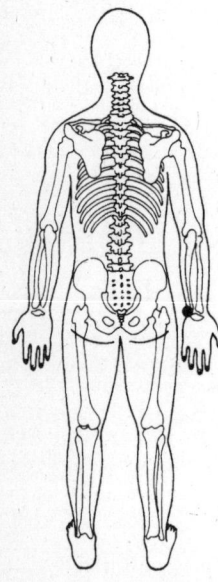

Abbildung 5.4

mich außerdem daran, daß SES 16 auch bei Nacken-verspannungen hilfreich ist. So entschied ich mich, sie zu behandeln, indem ich dieses SES harmonisierte. Am Ende der Stunde hatten die Beschwerden in ihrem Nacken nachgelassen. Ihr emotionales Gleichgewicht schien auch wiederhergestellt zu sein und sie sagte mir, daß sie sich nun eher bereit fühle, mit der Situa-tion, wie sie sich auch entwickeln möge, konfrontiert zu werden.«

Sicherheitsenergieschloß 17:
Fortpflanzungsenergie

Sicherheitsenergieschloß 17 befindet sich an der Au-ßenseite der Handgelenke, und zwar auf der Seite, auf der sich der kleine Finger befindet (siehe Abbildung 5.3). SES 17 harmonisiert die Fortpflanzungsenergie. Die beiden SES 17 sind auch in Notsituationen nütz-lich, weil sie dazu beitragen, das Nervensystem ins Gleichgewicht zu bringen. Andere Stellen, die davon profitieren, wenn wir sie öffnen, sind das Herz, die Brust und die Fußgelenke. Sie eignen sich auch zur Linderung von Blähungen.

Zum Strömen von SES 17 halten wir einfach wenige Minuten lang das rechte Handgelenk mit der linken Hand und dann das linke Handgelenk mit der rechten Hand (siehe Abbildung 5.4).

»Nachdem sie eine ambulante Operation hinter sich hatte, brachte ich meine Mutter vom Krankenhaus nach Hause. Kurz nachdem ich ihr zur Toilette gehol-fen hatte, hörte ich, wie sie wie wahnsinnig nach mir schrie. Ich lief zu ihr und sah, daß sie das Bewußtsein verlor und hinfiel. Ich fing sie auf und hielt ihre SES 17.

102

Bis zu jenem Ereignis hatte ich jedesmal beim Durch-
sehen meiner Notizen des Kurses gedacht: ›Wer würde
sich daran in einem Notfall erinnern?‹ In diesem Au-
genblick gelang es mir jedoch, und meine Mutter kam
schnell wieder zu Bewußtsein.«

Sicherheitsenergieschloß 18:
Körperbewußtsein und Persönlichkeit

Sicherheitsenergieschloß 18 befindet sich auf der Handinnenfläche, an der Daumenwurzel (siehe Abbildung 5.5). Mit Hilfe von SES 18 werden wir uns unseres physischen Körpers bewußt und können die Persönlichkeit mit der physischen Form in Einklang bringen.

SES 18 harmonisiert den Brustraum und den Hinterkopf. Es trägt auch dazu bei, Schlafstörungen zu beheben.

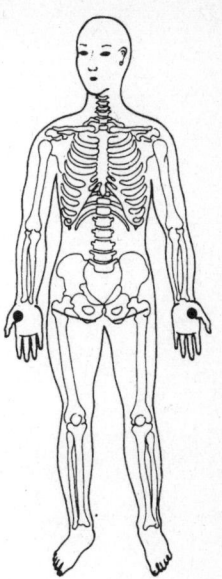

Abbildung 5.5

Zum Strömen von SES 18 wird die Wurzel des rechten Daumens einige Minuten lang mit der linken Hand gehalten. Anschließend wird das gleiche mit der anderen Hand gemacht.

Eine weitere wirksame Methode zum Klären von SES 18 besteht im Strömen von SES 25 und SES 3, und zwar wie folgt:

1. Halten Sie die rechte Gesäßhälfte an Sicherheitsenergieschloß 25 mit der rechten Hand und halten Sie die rechte Schulter an Sicherheitsenergieschloß 3 mit der linken Hand (siehe Abbildung 5.6).

2. Strömen Sie die linke Gesäßhälfte an Sicherheitsenergieschloß 25 mit der linken Hand und halten Sie die linke Schulter an Sicherheitsenergieschloß 3 mit der rechten Hand.

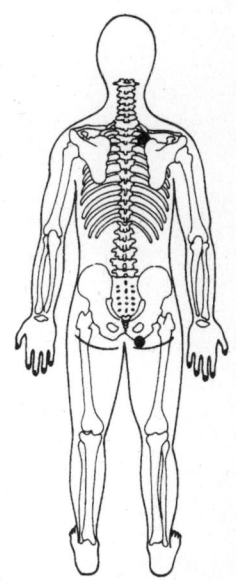

Abbildung 5.6

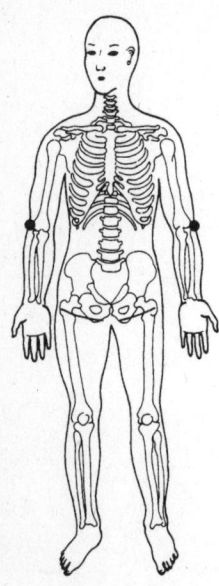

Abbildung 5.7

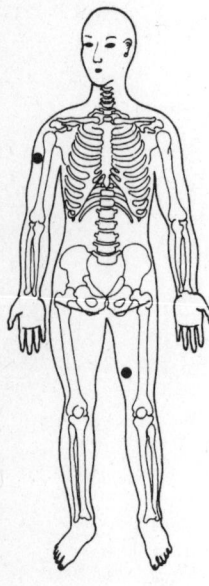

Abbildung 5.8

»*Immer wenn ich mich in größeren Höhenlagen aufhalte, scheine ich anfälliger für Kopfschmerzen zu sein. Ich bin dann für mindestens einen Tag außer Gefecht. Vor kurzem zeigte mir eine Freundin, wie man die Wurzel des Daumens an Sicherheitsenergieschloß 18 halten kann. Sie sagte mir, daß dies den Druck, den ich am Hinterkopf spürte, mildern werde. Während meiner nächsten Reise in die Berge wendete ich diese Haltung an mir selbst an und war über das Ergebnis angenehm überrascht!*«

Sicherheitsenergieschloß 19:
Vollkommenes Gleichgewicht

Sicherheitsenergieschloß 19 befindet sich in der Armbeuge auf der Daumenseite (siehe Abbildung 5.7). Es steht mit Autorität, Führungsvermögen und der Fähigkeit, in den verschiedensten Situationen das Gleichgewicht zu bewahren, in Zusammenhang. Wie wir schon an anderer Stelle gesehen haben, kann SES 19 auch geöffnet werden, wenn wir Sicherheitsenergieschloß 9 öffnen möchten, an das man nur schwer herankommen kann.

SES 19 harmonisiert die Verdauung, den Rücken, die Lungen und die Brust. Es bewahrt außerdem die körperliche Fitneß und ist deshalb sehr nützlich zur Neubelebung unserer gesamten Energie.

Zum Strömen von SES 19 wird die rechte Hand auf die Armbeuge auf der Daumenseite gelegt und die linke Hand auf die rechte Armbeuge. Um einen zusätzlichen Abfluß für die Energie zu erhalten, die von SES 19 freigesetzt wird, wird das hohe SES 19 (am Oberarm) gehalten, während das hohe SES 1 (am Oberschenkel der gegenüberliegenden Körperseite) gehalten wird.

1. Strömen Sie den rechten Oberarm mit der linken Hand und den linken Oberschenkel mit der rechten Hand (siehe Abbildung 5.8).

2. Strömen Sie den linken Oberarm mit der rechten Hand und den rechten Oberschenkel mit der linken Hand.

Sicherheitsenergieschloß 20: Immerwährend, Ewigkeit

Sicherheitsenergieschloß 20 befindet sich am oberen Teil der Stirn, ein wenig oberhalb der Augenbrauen (siehe Abbildung 5.9). SES 20 vereinigt das persönliche Bewußtsein mit dem universellen Bewußtsein und gewährt uns so einen Blick auf die zeitlose Realität, die wir als Ewigkeit bezeichnen.

Das Öffnen von SES 20 harmonisiert die Ohren und die Augen. Es fördert auch eine klarere geistige Tätigkeit und hilft bei der Wiederherstellung des inneren Gleichgewichts.

Zum Öffnen von SES 20 werden beide Hände auf die entsprechenden Sicherheitsenergieschlösser gelegt und so gehalten. Es ist außerdem möglich, SES 22 zu strömen, um SES 20 zu lösen. Die für SES 19 empfohlene Sequenz, bei der Oberarm und Oberschenkel gehalten werden, ist auch für SES 20 nützlich.

1. Strömen Sie das rechte hohe SES 19 (am Oberarm) mit der linken Hand und das linke hohe SES 1 (am Oberschenkel) mit der rechten Hand (siehe Abbildung 5.10).

2. Strömen Sie das linke hohe SES 19 (am Oberarm) mit der rechten Hand und das rechte hohe SES 1 (am Oberschenkel) mit der linken Hand.

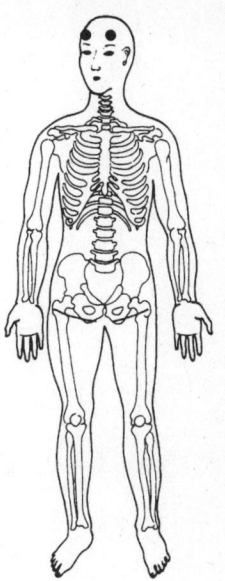

Abbildung 5.9

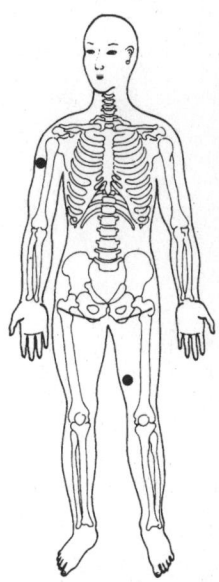

Abbildung 5.10

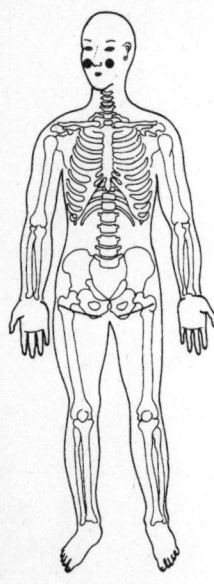

Abbildung 5.11

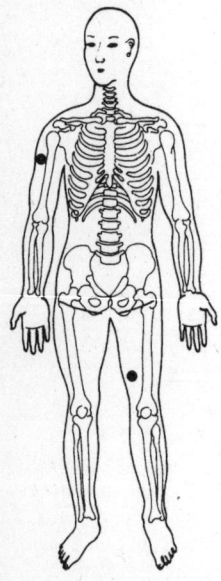

Abbildung 5.12

Sicherheitsenergieschloß 21: Tiefe Sicherheit und Entkommen aus geistiger Gefangenschaft

Sicherheitsenergieschloß 21 befindet sich an der Unterseite der Wangenknochen, auf beiden Seiten des Gesichts (siehe Abbildung 5.11). SES 21 befreit uns von allen Lasten der Welt, sowohl geistigen als auch körperlichen.

SES 21 stärkt das Denken, bringt Energie zurück und hilft bei Projekten zur Gewichtsregulierung (Übergewicht oder Untergewicht). Wirksam ist es auch bei Schwindelgefühlen und Streß.

Zum Öffnen von SES 21 wird einfach jeweils eine Hand unter jeden Wangenknochen gelegt und einige Minuten lang gehalten. Die Übung, die im Rahmen von SES 19 und 20 vorgeschlagen wurde, ist auch sehr nützlich zum Lösen von Energie, die sich in SES 21 gestaut hat.

1. Strömen Sie das rechte hohe SES 19 (am Oberarm) mit der linken Hand und das linke hohe SES 1 (am Oberschenkel) mit der rechten Hand (siehe Abbildung 5.12).

2. Strömen Sie das linke hohe SES 19 (am Oberarm) mit der rechten Hand und das rechte hohe SES 1 (am Oberschenkel) mit der linken Hand.

»Ein Freund von mir glaubte, daß er ganz schnell abnehmen müsse. Obwohl ich ihn nie als übergewichtig empfunden hatte, sagte ich ihm, daß SES 21 sehr gut für Gewichtsprojekte sei. In den nächsten Wochen fastete er und hielt die beiden SES 21, so wie ich es ihm gesagt hatte. Witzigerweise nahm er am Ende – da er ja nicht wirklich abnehmen mußte – sogar ein paar

106

Pfund zu! Die Fähigkeit von SES 21, das Körpergewicht richtig auszugleichen, erlaubte es ihm nicht, abzunehmen.«

Sicherheitsenergieschloß 22:
Vollständige Anpassung

Sicherheitsenergieschloß 22 befindet sich unter den Schlüsselbeinen (siehe Abbildung 5.13). Von SES 22 heißt es, daß es unsere Gedanken ins Gleichgewicht bringt und sie harmonisiert, weil es uns die Fähigkeit vermittelt, objektiver und vernünftiger zu denken. Es hilft auch, sich an alle neuen Situationen und Veränderungen in der Umwelt anzupassen, einschließlich Änderungen des Wetters oder der Jahreszeit.

Da die SES 22 für Vollendung stehen, sind sie nützlich zur Harmonisierung des gesamten Wesens. Sie unterstützen außerdem die Schilddrüse und die Nebenschilddrüsen und helfen, Schlaganfällen vorzubeugen. SES 22 kann immer dann geströmt werden, wenn emotionale Belastungen oder Verdauungsprobleme vorliegen.

Die beiden SES 22 werden geströmt, indem die linke und die rechte Hand unter die Schlüsselbeine auf die Stellen der Sicherheitsenergieschlösser gelegt werden und diese Stellung beibehalten wird, bis die Spannung abnimmt. Die Strömsequenz, die für die vorangegangenen drei Sicherheitsenergieschlösser empfohlen wurde, bietet sich hier ebenfalls an.

1. Strömen Sie das rechte hohe SES 19 (am Oberarm) mit der linken Hand und das linke hohe SES 1 (am Oberschenkel) mit der rechten Hand (siehe Abbildung 5.14).

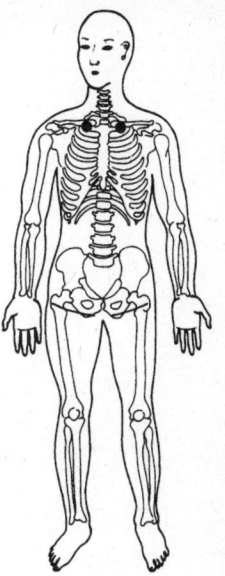

Abbildung 5.13

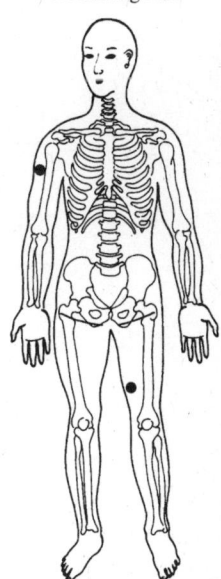

Abbildung 5.14

2. Strömen Sie das linke hohe SES 19 (am Oberarm) mit der rechten Hand und das rechte hohe SES 1 (am Oberschenkel) mit der linken Hand.

»Jinny und ihr Mann Alex hatten mich gefragt, ob ich bei der Geburt ihres Kindes anwesend sein könne. Jinny hatte bereits fünfzehn Stunden lang Wehen, als sie mich anriefen. Ich kam etwa um 9.30 Uhr morgens an und praktizierte Jin Shin Jyutsu bei Jinny. Während dieses Morgens behandelte ich sie, wenn sie in ihrem Bett ausruhte. Ich arbeitete mit ihr, während sie zwischen den Wehen im Zimmer auf- und abging und ich neben ihr blieb. Als die Zeit voranschritt, stellte ich einen besorgten Blick auf dem Gesicht der Hebamme fest. Sie sagte, daß die Geburt zu lange dauere und flüsterte mir zu: ›In zwanzig Minuten werde ich vorschlagen, daß der Arzt sie im Hinblick auf einen Kaiserschnitt untersucht‹.

Es war mittlerweile Nachmittag geworden, und ich versuchte, mich an einen Strom zu erinnern, der hier am nützlichsten sein würde. Mir fiel Mary ein, wie sie uns im Kurs sagte, daß Sicherheitsenergieschloß 22 hervorragend geeignet sei, den Brustraum (13), den Solarplexus (14) und die Leistengegend (15) in Einklang miteinander zu bringen. Wenn sie im Einklang miteinander sind, so dachte ich, können sie harmonisch miteinander zusammenarbeiten und eine gute, klare, gerade Bahn für die Energie erzeugen, die an der Vorderseite des Körpers herabfließt. Und wenn dies geschieht, kann die herabströmende Energie vielleicht das Baby mitbringen. Ich stellte mich also hinter Jinny, legte meine Hände über ihre Schultern und legte dann meine rechte Hand unter ihr rechtes

Schlüsselbein und meine linke unter ihr linkes Schlüs-
selbein. Und das war alles, was ich tat. Beim dritten
Ausatmen kam ein wunderschönes Baby, ein Mäd-
chen, ganz friedlich in diese Welt. Ihre Augen waren
weit geöffnet, und ihr Blick war voller Staunen.«

Das Sicherheitsenergieschloß der vierten Tiefe (23)

Unter den ersten fünf Tiefen ist die vierte Tiefe einzig-
artig, da nur ein einziges Sicherheitsenergieschloß,
und zwar Nummer 23, in ihr angesiedelt ist. Dieser
ungewöhnliche Umstand ist ein Zeichen für die wichtige Rolle von Sicherheitsenergieschloß 23. Es hat einen weitreichenden Einfluß auf unser Wesen. Einer
der Hinweise auf seine Kraft ist sein Ort – nahe an den
Nieren und Nebennieren. Die Nebennieren sind die
Regulatoren der »Kämpfe-oder-Fliehe«-Reaktion.
Dies steht natürlich mit der vorherrschenden Einstellung der vierten Ebene – Angst – in Zusammenhang.
SES 23 kann deshalb ein wichtiges Werkzeug sein,
wenn es darum geht, Angst zu beseitigen.

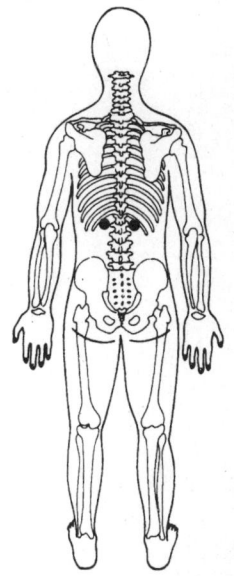

Sicherheitsenergieschloß 23: Wächter des menschlichen Schicksals, Aufrechterhalten des einwandfreien Kreislaufs

Sicherheitsenergieschloß 23 befindet sich in der Mitte
des Rückens (siehe Abbildung 5.15). Die beiden SES
23 sind die Wächter des menschlichen Schicksals, da
sie uns von Angst befreien – ein Hindernis des natürlichen Lebensflusses.

SES 23 verbessert den Kreislauf und die Nebennieren-

Abbildung 5.15

109

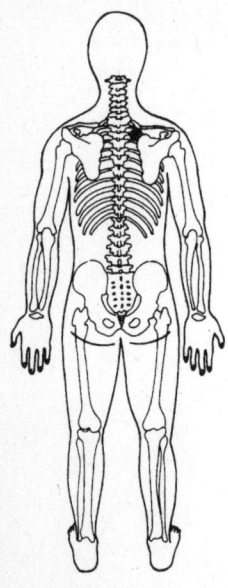

Abbildung 5.16a

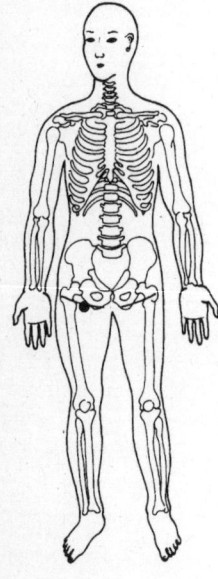

Abbildung 5.16b

funktion. Sie sind auch wirksam zur Linderung von Schmerzen und Milderung von Trotzanfällen. SES 23 sind ebenfalls nützlich bei allen Formen von Sucht, bei Projekten im Zusammenhang mit dem Kreislaufsystem, der Gehirnfunktion und der körperlichen Beweglichkeit.

Zum Strömen von SES 23 werden beide Hände direkt in die Mitte des Rückens gelegt. Dort bleiben sie einige Minuten liegen, bis sich die Spannung löst. Wem diese Position etwas seltsam erscheint, kann die beiden SES 23 auch durch Strömen der Leistenbeugen, an SES 15, und der Schulter, an SES 3, öffnen.

1. Halten Sie die rechte Leistenbeuge an Sicherheitsenergieschloß 15 mit der rechten Hand und halten Sie die rechte Schulter an Sicherheitsenergieschloß 3 mit der linken Hand (siehe Abbildungen 5.16a und 5.16b).
2. Halten Sie die linke Leistenbeuge an Sicherheitsenergieschloß 15 mit der linken Hand und halten Sie die linke Schulter an Sicherheitsenergieschloß 3 mit der rechten Hand.

»Ich war mit meiner Tochter Ida im Krankenhaus, da diese aufgrund beträchtlicher Atemprobleme eingewiesen worden war. Im selben Zimmer lag auch Danny, der fast die ganze Zeit nur weinte. Eines Tages begann Danny zu stöhnen. Er hörte sich noch gequälter an als sonst. Bald standen 6 oder 7 Mitglieder des Krankenhauspersonals um sein Bett herum. Sie standen einfach da und diskutierten, welche Tests man als nächstes einleiten sollte, als seine Stimme die ihren übertönte: ›Mein Bauch! Mein Bauch!‹ Ganz unbewußt ging ich zu ihm hinüber und legte meine Hände

auf die beiden SES 23 von Danny, ohne ein Wort zu sagen. Sein Jammern wurde zu einem Wimmern, dann zu einem Flüstern und hörte schließlich ganz auf. Danny schaute mir in die Augen, und er lächelte mich an. Als die Krise offensichtlich vorbei war, verließen die Angestellten den Raum. Ein anderer Patient und eine Krankenschwester blieben noch und fragten: ›Was tun Sie da?‹ Ich erklärte ihnen, daß man durch die Entspannung des mittleren Rückens Bauchschmerzen beheben könne.

Als ich das Zimmer am nächsten Tag wieder betrat, sah ich dieselbe Krankenschwester in einem Schaukelstuhl mit Danny auf dem Schoß sitzen, und ihre Hände lagen auf seinen SES 23. Er jammerte ein wenig, aber nicht viel. ›Ist es so richtig?‹ fragte sie schüchtern.«

Die Sicherheitsenergieschlösser der fünften Tiefe (24 bis 26)

Sicherheitsenergieschloß 24: Chaos harmonisieren

Sicherheitsenergieschloß 24 befindet sich am Außenrand des Fußes, etwa in der Mitte zwischen dem kleinen Zeh und der Ferse, gegenüber von SES 6 (siehe Abbildung 5.17). SES 24 wird immer dann geströmt, wenn wir uns verwirrt oder chaotisch fühlen. Es fördert den inneren Frieden, sowohl geistig als auch körperlich. Es wird deshalb auch als »der Friedensstifter« bezeichnet.

Entsprechend sind die beiden SES 24 nützlich zur Beseitigung physischer Manifestationen von

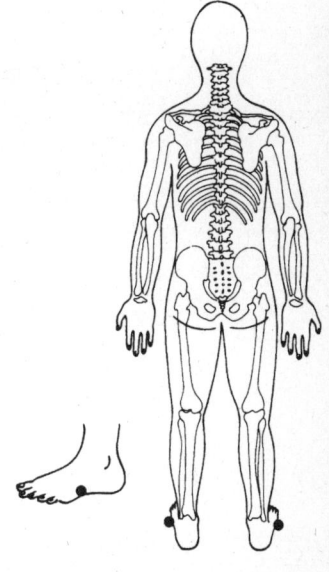

Abbildung 5.17

111

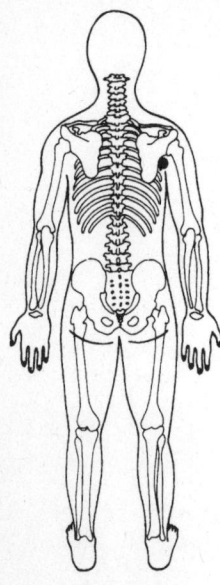

Abbildung 5.18a

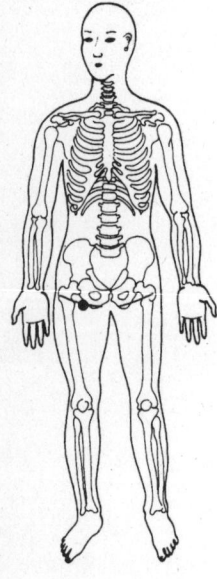

Abbildung 5.18b

Chaos wie etwa Zittrigkeit. Wirksam sind sie auch zur Überwindung von Sturheit sowie von Eifersucht und Rachegefühlen.

SES 24 kann geströmt werden, indem die Hände direkt auf die entsprechenden Stellen gelegt werden. Oder sie können gleichzeitig mit den Leistenbeugen geströmt werden.

1. Halten Sie den rechten äußeren Rand des Schulterblatts mit der linken Hand, in der Nähe der Achselhöhlen, an Sicherheitsenergieschloß 26. Halten Sie die rechte Leistenbeuge an Sicherheitsenergieschloß 15 mit der rechten Hand (siehe Abbildungen 5.18a und 5.18b).

2. Halten Sie den linken äußeren Rand des Schulterblatts mit der rechten Hand, in der Nähe der Achselhöhlen, an Sicherheitsenergieschloß 26. Halten Sie die linke Leistenbeuge mit der linken Hand, an Sicherheitsenergieschloß 15.

»Im Juni letzten Jahres besuchte ich einen Workshop in Assisi in Italien. Eine Gruppe von etwa neunzig Personen reiste in großen Bussen zu dem Ort, wo der heilige Franziskus gelebt hatte. Intensive Meditationen und die kurvenreichen Straßen der Toskana führten dazu, daß ein Mitglied der Gruppe sehr reisekrank wurde. Sie sagte auf Italienisch: ›Ich fühle mich ganz schwindelig und zittrig‹. Ich bat die Person hinter ihr, ihre beiden SES 26 zu halten, während ich vor ihr kniete und ihre SES 24 hielt. Erstaunlicherweise ging es ihr nach ungefähr 30 Sekunden wieder gut. Es hatte großen Spaß gemacht, und es war lohnenswert, jemandem so schnell zu helfen.«

Sicherheitsenergieschloß 25:
Stilles Erneuern

Das sich am Sitzbein (Ischium) befindende Sicherheitsenergieschloß 25 wird zur Beruhigung, zum Trösten und zum stillen Erneuern aller Körperfunktionen verwendet (siehe Abbildung 5.19).

Die beiden SES 25 steigern unsere Wachheit, Energie und geistige Klarheit.

Um sie zu strömen, legt man einfach beide Hände auf das Gesäß und behält diese Position mehrere Minuten lang bei. Erfolge können auch erzielt werden, indem SES 3 wie folgt gleichzeitig gehalten wird:

1. Halten Sie die rechte Gesäßhälfte an Sicherheitsenergieschloß 25 mit der rechten Hand und halten Sie die rechte Schulter an Sicherheitsenergieschloß 3 mit der linken Hand (siehe Abbildung 5.20).

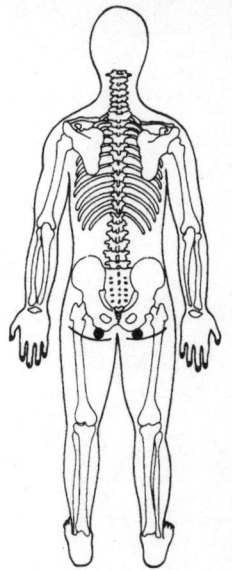

Abbildung 5.19

2. Halten Sie die linke Gesäßhälfte an Sicherheitsenergieschloß 25 mit der linken Hand und halten Sie die linke Schulter an Sicherheitsenergieschloß 3 mit der rechten Hand.

Sicherheitsenergieschloß 26: Der Direktor, absoluter Frieden, absolute Harmonie

Das sich am äußeren Rand der Schulterblätter in der Nähe der Achselhöhlen befindende Sicherheitsenergieschloß 26 bedeutet »vollständig«. Es wird geöffnet, um dem gesamten Wesen Harmonie und vitale Lebensenergie zu vermitteln (siehe Abbildung 5.21).

SES 26 lädt alle geistigen und physischen Funktionen mit vitaler Lebensenergie wieder auf. Wir brauchen nur ruhig die Arme vor der Brust zu verschränken und Sicherheitsenergieschloß 26 zu halten. Es ist völlig in

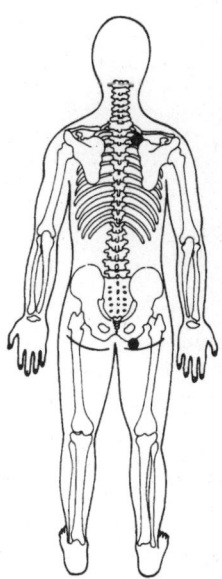

Abbildung 5.20

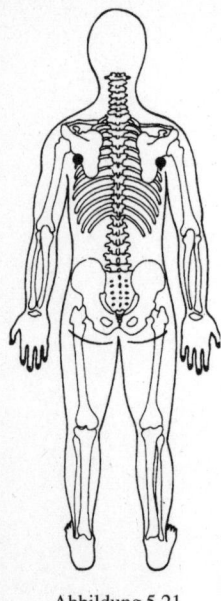

Abbildung 5.21

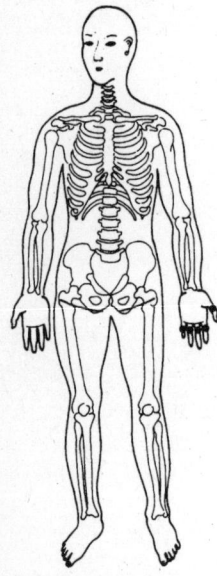

Abbildung 5.22

Ordnung, entweder nur eines der beiden SES 26 zu halten oder beide zusammen. Die folgende Übung ist auch eine sehr wirksame Möglichkeit, SES 26 zu klären:

1. Halten Sie erst den Daumen, dann den Zeigefinger, den Mittelfinger, den Ringfinger und schließlich den kleinen Finger der rechten Hand mit der linken (siehe Abbildung 5.22).
2. Halten Sie dann den Daumen, den Zeigefinger, den Mittelfinger, den Ringfinger und schließlich den kleinen Finger der linken Hand mit der rechten.

Die Wichtigkeit der Sicherheitsenergieschlösser kann nicht genug betont werden. Während wir mit ihren Positionen immer vertrauter werden, uns ihrer Zwecke immer bewußter werden und es uns immer leichter fällt, sie zu strömen, gewinnen wir ein damit einhergehendes Gefühl des Vertrauens in unsere Fähigkeit, fast jede vorstellbare Disharmonie anzugehen. Jedes der 26 Sicherheitsenergieschlösser steht für eine Stelle, an der Energie in hochkonzentrierter Form vorliegt. Unsere Darstellung hat sich bisher fast ausschließlich auf ihre Rolle als »Stromkreisunterbrecher« beschränkt. Diese Stellen sind jedoch auch Orte von hoher Leitfähigkeit. Sie stellen für viele der verschiedenen anderen Ströme des Körpers energetische Kreuzungen entlang der Betreuerströme dar. Im nächsten Kapitel werden wir diese anderen Ströme – die im Jin Shin Jyutsu als die zwölf Organströme bekannt sind – genauer untersuchen.

6. Die Organströme

Die harmonisierende Mechanik für die Elemente.

Wie wir gesehen haben, sind die Ströme in unserem Körper Energieflüsse, die jeden von uns durchziehen. Wenn diese Flüsse frei von Hindernissen sind, fließt die Energie ungehemmt durch den Körper. Wenn die Flüsse jedoch zu turbulent fließen oder eingeschränkt werden, ist der Fluß der Energie gestört. Es bilden sich Strudel, und die Energie tritt über die Ufer. Bestimmte Stellen werden unnötigerweise überflutet, wobei die Grundenergiebedürfnisse anderer Regionen nicht erfüllt werden.

Im dritten Kapitel haben wir uns mit den drei primären Energieflüssen in uns, den Dreieinigkeitsströmen, vertraut gemacht. Diese waren der Hauptzentralstrom und der linke und rechte Betreuerstrom. Zusätzlich zu diesen drei primären Strömen gibt es noch zwölf weitere, die auch eine essentielle Rolle bei der Verteilung der Lebensenergie auf alle Stellen unseres Wesens bilden. In diesem Kapitel richten wir unsere Aufmerksamkeit auf diese zwölf Ströme, die als Organströme bekannt sind.

Während seiner Untersuchungen bemerkte Jiro Murai, daß zwischen jedem dieser zwölf Ströme und einem bestimmten Organ eine einzigartige Beziehung besteht. Obwohl jeder Strom unter dem Namen des ihm zugeordneten Organs bekannt ist, etwa der Leber-

115

strom oder der Gallenblasenstrom, bilden der gesamte Strom und sein ihm zugeordnetes Organ ein in sich geschlossenes und einzelnes Ganzes. Der Strom ist nicht vom Organ getrennt. Ganz im Gegenteil – im Organ manifestiert sich der Strom. Deshalb enthält der vollständige Name jedes Stroms die Beifügung »Funktionsenergie«, so daß etwa der Lungenstrom als Lungenfunktionsenergie bekannt ist. Der Name steht so stellvertretend für den gesamten Strom und nicht nur für das Organ.

Jeder Strom nimmt seinen eigenen festgelegten Verlauf durch den Körper. Bei seiner Vollendung fließt die Energie des jeweiligen Stroms weiter und wird zu einem weiteren Strom; sie hört nicht einfach auf. Nachdem zum Beispiel die Lebensenergie durch den Leberstrom geflossen ist, fließt sie weiter und wird zum Lungenstrom; vom Lungenstrom fährt die Energie fort und wird zum Dickdarmstrom. Auf diese Weise wird eine kontinuierliche Bewegung an Energie aufrechterhalten. Alle zwölf Organströme bilden gemeinsam einen einzigen vereinigten Energiekreislauf, der sich ständig durch den gesamten Körper fortsetzt. Die Harmonie oder Disharmonie dieser zwölf Ströme wird von Jin-Shin-Jyutsu-Praktikern durch »das Fühlen der zwölf Pulse« auf den Handgelenken (sechs auf jedem) untersucht. (Eine Besprechung dieser Pulse würde den Rahmen dieses Buches sprengen, wird jedoch in Jin-Shin-Jyutsu-Kursen ausführlich behandelt.)

Der Weg zur Harmonie

Blockaden in den Strömen können ebenfalls durch bestimmte Disharmonien festgestellt werden. Eine Störung innerhalb eines bestimmten Stroms kann sich als Symptom an jeder beliebigen Stelle entlang seines Verlaufs manifestieren. Wie wir gleich sehen werden, sind die Ströme oft sehr lang und kompliziert, was bedeutet, daß eine Disharmonie weit entfernt von dem zugeordneten Organ auftreten kann. Die Milzfunktionsenergie steigt beispielsweise von der Innenseite des großen Zehnagels durch das Bein hinauf in den Bauch. Von dort fließt die Energie zur Milz, wo sie sich in zwei getrennte Zweige teilt. Ein Zweig verläuft bis in die Zungenwurzel, wo sich die Energie zerstreut, während der andere Zweig in die Mitte der Brust aufsteigt und in das Herz hineinfließt (siehe Abbildung 6.7).

An diesem Beispiel wird ersichtlich, daß der Milzstrom für die Gesundheit und Vitalität eines sehr großen Bereichs unseres Körpers von Bedeutung ist. Ein Ungleichgewicht im Milzstrom kann als eine Disharmonie an jedem Punkt entlang des Stroms erscheinen. Dies gilt in gleichem Maße für alle anderen Ströme. Wenn wir die Stromverläufe kennen, können wir die einem Symptom zugrundeliegende Ursache verstehen und daraus ableiten, wie sie harmonisiert werden kann. Wir können dann die entsprechenden Jin-Shin-Jyutsu-Sequenzen verwenden, um das Gleichgewicht in dem jeweiligen Strom wiederherzustellen.

Jeder der einzelnen Organströme liefert nicht nur Lebensenergie, sondern spiegelt sich in einem bestimmten Aspekt unseres Bewußtseins wider. Die Art und Weise, mit der die Energie in diesen einzigartigen

117

Bahnen fließt, beeinflußt sowohl unseren physischen Körper als auch unseren geistigen und emotionalen Zustand. Auf ähnliche Weise kann jeder der zwölf Organströme durch eine der Einstellungen auf unerwünschte Weise beeinflußt werden (wie im zweiten Kapitel besprochen). Magen- und Milzstrom können etwa nachteilig durch Sorge und Ängstlichkeit beeinflußt werden. Umgekehrt sind Menschen mit einem starken Optimismus und einer großen Auffassungsgabe besser in der Lage, die Harmonie innerhalb des Magen- und des Milzstroms aufrechtzuerhalten.

Wie schon häufig bemerkt wurde, befähigt uns Jin Shin Jyutsu dazu, ein Bewußtsein dafür zu entwikkeln, wie die verschiedenen Aspekte unseres Wesens in Beziehungen stehen. Parallel dazu trägt ein Bewußtsein für die Organströme dazu bei, ein tieferes und sehr detailliertes Verständnis unserer inneren Biorhythmen zu erlangen. Jeder dieser Ströme erhält seine reichste Energiezufuhr während einer spezifischen zweistündigen Zeitspanne des Tages. Auf ähnliche Weise erhalten miteinander korrespondierende Strompaare ihre reichste Lebensenergie während einer bestimmten Jahreszeit. Wenn sich ein Organstrom in Disharmonie befindet, können wir manchmal ein physisches, geistiges oder emotionales Symptom – wie Müdigkeit, Verlust des klaren Denkens oder eine bestimmte Einstellung – erleben. Wenn wir uns jedoch der Stunden bewußt sind, in denen ein Organstrom optimale Energie erhält, gelangen wir zu einer zusätzlichen Erkenntnis sowohl bezüglich der Quelle eines bestimmten Ungleichgewichts als auch bezüglich der Mittel, anhand derer wir am besten in der Lage sind, die Harmonie wiederherzustellen.

Da jeder der zwölf Organströme aus einer bestimmten
Tiefe hervorgeht, können wir sie schließlich auch einfach nur durch das Halten eines bestimmten Fingers
im Gleichgewicht bewahren. Wie wir gleich sehen
werden, können wir einen bestimmten Strom aber
auch ins Gleichgewicht bringen, indem wir zwei an
ihm befindliche Sicherheitsenergieschlösser strömen.

Die zwölf Organströme

Es folgt nun eine Beschreibung der Verläufe aller Organströme. Da einige dieser Ströme relativ komplex
sind, werden sie zum besseren Verständnis abgebildet.
Zusätzlich enthält jede Beschreibung eines Stroms die
Tageszeit und die Jahreszeit, in der er am meisten mit
Energie versorgt wird. Daneben wird die Einstellung
genannt, die mit seiner Disharmonie in Verbindung gebracht wird sowie der Finger und die Sicherheitsenergieschlösser, die zu seiner Harmonisierung beitragen
können. Beim Lesen dieser Beschreibungen sollte man
sich vor Augen halten, daß jede Funktionsenergie aus
einem linken und einem rechten Strom zusammenge-
setzt ist, die sich gegenseitig spiegeln.
Auch gilt zu beachten, daß es gelegentlich zu einer
Diskrepanz zwischen der formulierten Beschreibung
und der Illustration der jeweiligen Energiebahnen
kommt. Dies wird besonders offensichtlich, wenn wir
den Verlauf entlang der Arme verfolgen. Um unnöti-
gen Verwirrungen vorzubeugen, sollte man sich vergegenwärtigen, daß die ursprüngliche Vorlage für diese Diagramme ein stehender Körper mit über dem
Kopf ausgestreckten Armen ist, wobei die Handflä-

chen nach außen zeigen und die Daumen auf die Mittellinie des Körpers weisen.

Aufwärts fließende beziehungsweise »aufsteigende Energie« bezeichnet deshalb die Bewegung von Energie von den Schultern in die Finger, während »absteigende Energie« die Bewegung von Energie von den Fingern in die Schultern bezeichnet.

Lungenfunktionsenergie

Von den Lungen gelangt die Aufzeichnung jedes Gedankens, jedes Wortes und jeder Tat des Menschen in das Blut, um zur Saat getragen zu werden.

Die Lungenfunktionsenergie geht aus der Leberfunktionsenergie im Magen hervor und beginnt um 4 Uhr morgens (siehe Abbildung 6.1).

Im Magen mischt sich die Lungenfunktionsenergie mit verdauten Nahrungssäften und teilt sich dann in zwei Ströme. Der kleinere dieser beiden Ströme fließt bis an die äußere Oberfläche des Dickdarms (nicht abgebildet). Der größere Strom zirkuliert durch das Zwerchfell und gelangt dann in den Lungenbereich.

Dieser größere Energiestrom zirkuliert in der gesamten Lunge und sammelt sich in der Luftröhre. Von dort fließt er zu der Auswölbung an der Außenseite des Schulterblattes (als Schulterhöhe bezeichnet). Von

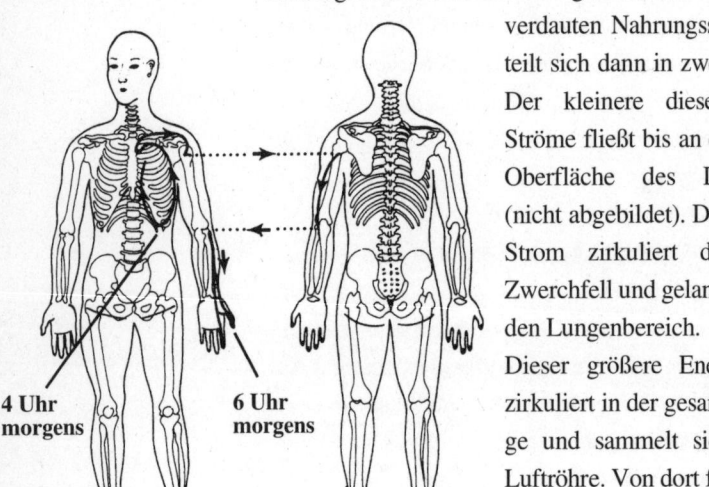

4 Uhr morgens   **6 Uhr morgens**

Abbildung 6.1

120

der Schulterhöhe fließt er bis zu der Stelle, wo die Vorderseite der Schulter auf den Arm trifft. Er fließt dann zum Unterarm und entlang der Außenseite des Arms.

Nachdem er entlang der Vorderseite des Arms verläuft, gelangt der Lungenstrom an die Außenseite des Ellbogens. Von dort fließt er zu einer Gegend, die sich gut 10 cm unterhalb des Handgelenks befindet. Hier teilt sich die Energie wieder in zwei verschiedene Ströme. Der kleinere dieser Ströme fließt zur Innenseite des Daumennagels, wo er am Nagel zirkuliert, bevor er den Daumen umhüllt. Der größere Strom fließt zur Innenseite des Zeigefingernagels, wo er zur Dickdarmfunktionsenergie wird (siehe Abbildung 6.3).

Die Lungenfunktionsenergie benötigt zwei Stunden zur Vollendung ihres Kreislaufs. Die meiste Energie wird ihr zwischen vier und sechs Uhr morgens zugeführt. Um sechs Uhr wird die Lungenfunktionsenergie zur Dickdarmfunktionsenergie. Die Jahreszeit, in welcher der Lungenstrom eine optimale Menge an Energie erhält, ist der Herbst. Die Einstellung, die mit Lungenstromdisharmonien in Zusammenhang gebracht wird, ist Trauer.

Den Lungenstrom ins Gleichgewicht bringen

Der Lungenstrom geht aus der zweiten Tiefe hervor. Wie wir im zweiten Kapitel gesehen haben, wird die zweite Tiefe durch Strömung des Ringfingers ins Gleichgewicht gebracht. Zur Ausgleichung und Harmonisierung des Lungenstroms werden beide Ringfinger gehalten.

Im folgenden wird eine Kurzmethode zum Ausgleich der Lungenfunktionsenergie beschrieben, die von den Sicherheitsenergieschlössern Gebrauch macht:

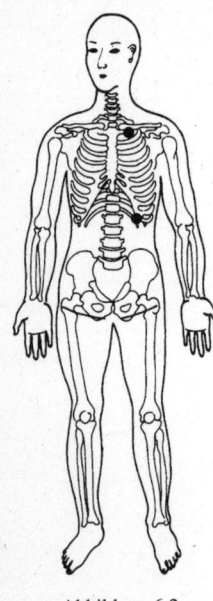

Abbildung 6.2

1. Legen Sie die linke Hand auf das linke SES 14 (unter der letzten linken Vorderrippe). Legen Sie gleichzeitig die rechte Hand auf das linke SES 22 (unter dem Schlüsselbein) (siehe Abbildung 6.2).
2. Legen Sie die rechte Hand auf das rechte SES 14 (unter der letzten rechten Vorderrippe). Legen Sie gleichzeitig die linke Hand auf das rechte SES 22 (unter dem Schlüsselbein).

»Pete war Postangestellter, der aufgrund seines Asthmas Genesungsurlaub genommen hatte. Er benutzte einen Sauerstofftank, konnte keine größeren Strecken mehr zurücklegen und nicht mehr Auto fahren.
Nach seiner ersten Jin-Shin-Jyutsu-Sitzung, bei der er einen Lungenstrom erhielt, war er in der Lage, ums Haus herumzulaufen. Zwei Wochen später fuhr er mit seiner Familie in die Wüste, wobei es sich um eine mindestens 150-Meilen-Strecke handelte, die sich die Berge hinaufwand. Er fuhr die gesamte Strecke selbst!«

Dickdarmfunktionsenergie
Nicht nur im Geist, sondern auch im Darm müssen wir aufgeschlossen sein.

Die Dickdarmfunktionsenergie beginnt am Zeigefinger und fließt an der Rückseite des Arms herunter (siehe Abbildung 6.3). Sie fließt an der Vorderseite der Schulter entlang und dann durch den ersten Brustwirbel, der sich ganz oben am Rücken befindet. An dieser Stelle treffen sich die Energien des linken und des rechten Stroms (man erinnere sich daran, daß sie Spiegelbilder voneinander sind und sich auf beiden Körperseiten befinden) und vermischen sich kurz.

122

Nach dem Aufeinandertreffen mit dem rechten Strom fließt der linke um die rechte Seite des Halses herum und zur rechten Seite des Brustkorbs hinunter. Von dort steigt er in die rechte Brust herauf, wo er sich in zwei Teile spaltet.

Ein Teil zirkuliert im rechten Lungenflügel und bewegt sich dann am Zwerchfell hinunter zu einem Punkt, der sehr nahe am Nabel gelegen ist. Dort beschreibt die Energie einen Halbkreis, bevor sie sich am

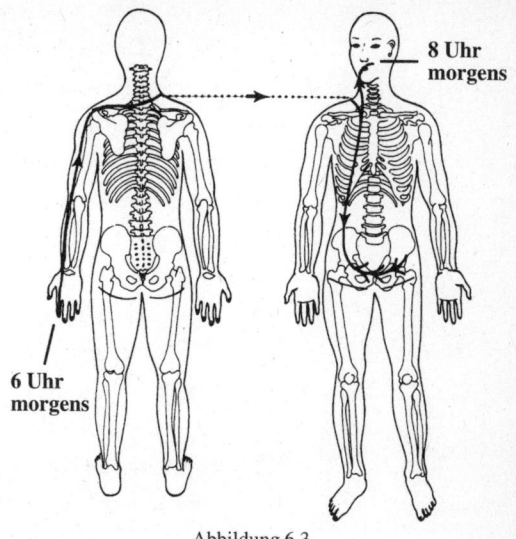

8 Uhr morgens

6 Uhr morgens

Abbildung 6.3

äußeren Bereich des Dickdarms zerstreut. Der zweite Teil fließt von der rechten Brust herauf durch die rechte Seite der Kehle in den rechten Kiefer. Danach zirkuliert er auf der rechten Seite des Gesichts, bevor er zwischen Nase und Oberlippe weiterfließt. Von dort strömt er über den linken Wangenknochen, wo er zur Magenfunktionsenergie wird.

Vom oberen Ende der Wirbelsäule nimmt der rechte Strom einen identischen Verlauf auf der gegenüberliegenden Seite des Körpers. Sowohl der linke als auch der rechte Dickdarmstrom benötigen zwei Stunden, um die Strecke zurückzulegen. Der Höhepunkt dieses Stroms ereignet sich zwischen sechs und acht Uhr morgens.

Die Jahreszeit, in welcher der Dickdarmstrom die optimale Energiemenge erhält, ist der Herbst. Die mit einer Disharmonie des Dickdarmstroms in Verbindung gebrachte Einstellung ist Traurigkeit beziehungsweise Trauer.

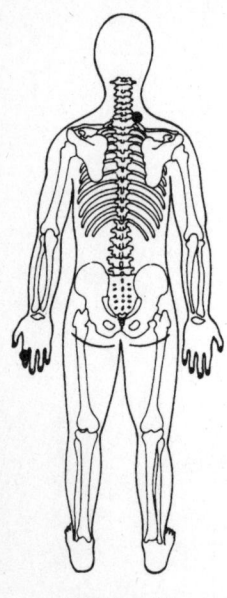

Abbildung 6.4

Den Dickdarmstrom ins Gleichgewicht bringen

Da der Dickdarmstrom aus der zweiten Tiefe hervor-geht, kann man ihn bei sich selbst durch Halten des Ringfingers harmonisieren. Oder man kann einer anderen Person bei der Harmonisierung des Dickdarmstroms helfen, indem man die folgende Kurzsequenz verwendet:

1. Legen Sie die linke Hand auf das rechte SES 11 (am Rücken, unterhalb der Stelle, wo der Hals auf die Schultern trifft). Gleichzeitig wird der linke Zeigefinger mit der rechten Hand gehalten (siehe Abbildung 6.4).
2. Legen Sie die rechte Hand auf das linke SES 11 (am Rücken, unterhalb der Stelle, wo der Hals auf die Schultern trifft). Gleichzeitig wird der rechte Zeigefinger mit der linken Hand gehalten.

»Als meine Tochter Danielle etwa vier oder fünf Jahre alt war, meldete ich sie in einem Ballettkurs an. Als sie über den gewachsten Boden des Studios lief, fiel meine Kleine hin – und zwar direkt aufs Gesicht. Dabei stieß sie sich einen Milchzahn in den harten Boden. Eine Stunde später kam mein Schatz nach Hause und brach in Tränen aus. Die gesamte Oberlippe war geschwollen und blutete. Durch den Stoß war der Zahn hoch in den Kiefer geschoben worden, wo er möglicherweise den bleibenden Vorderzahn beschädigt hatte. Das Innere ihrer Lippen wies eine Wunde an der Stelle auf, wo der Zahn hineingeschnitten hatte. Ich hielt sie, legte meine rechte Hand über ihre Lippen und legte meine linke Hand auf meine rechte. Ich berührte den Bereich nicht direkt, weil das zu schmerzhaft war. Als sie sagte, daß es ihr bessergehe, sang ich, um sie abzulenken und

strömte den gesamten Bereich noch zusätzlich. Die Schwellung ließ nach, die Schürfwunde verschwand, und die Farbe wurde wieder normal.

Als sie in jener Nacht schlief, verwendete ich den Dickdarmstrom, weil er mit Kiefer und Zahnfleisch in Verbindung steht. Am nächsten Tag wurde ich gefragt, warum ich nicht sofort zum Zahnarzt gegangen sei, da ein Vorderzahn sofortige Aufmerksamkeit verlange. Als ich in der Zahnarztpraxis ankam, war der Zahnarzt erstaunt. Er wollte wissen, was mit dem Hämatom geschehen sei und wie wir die Wunde so schnell geschlossen hätten.

Nach Betrachtung des Röntgenbildes war er der Meinung, daß der Milchzahn vorsichtshalber trotzdem gezogen werden sollte. Er ließ mich auch wissen, daß das Blut, das sich im Bereich des bleibenden Vorderzahns angesammelt hatte, dazu führen werde, daß sich der Zahn schwarz färben würde.

Wir ließen den Zahn nicht ziehen. Wir unterstützten jahrelang den Dickdarmstrom, und jetzt, mit vierzehn Jahren, hat meine Tochter wunderschöne weiße Vorderzähne.«

Magenfunktionsenergie
Die Magenfunktion steht für Vernunft und Intelligenz.

Nachdem sich die Energie um acht Uhr morgens am Wangenknochen von der Dickdarmfunktionsenergie in die Magenfunktionsenergie gewandelt hat, fließt sie zu einer Stelle hinauf, die sich in der Mitte zwischen den Augenbrauen befindet (siehe Abbildung 6.5). Hier treffen sich der links- und der rechtsseitige Strom, bevor sie getrennte Wege gehen.

Der linke Strom fließt weiter in einen Bereich unterhalb des rechten Auges. Von dort fließt er auf einer Linie mit dem Kieferknochen herunter und wieder zurück zu einer Stelle, die sich knapp über den Augenbrauen und vor dem linken Ohr befindet. An dieser Stelle wendet sich die Energie den Augen zu und steigt hinab zur linken Seite der Schulterhöhe (äußeres Schulterblatt). An der Schulterhöhe verzweigt sich der Strom in zwei Teile, die wir als Teil A und als Teil B bezeichnen werden.

Teil A fließt einwärts und zwar direkt in den Magen hinein, wo er sich weiter in die Teile 1 und 2 gliedert. Teil 1 fließt in den Nabel und von dort aus quer hinüber zum rechten Oberschenkel. Während er am Innenschenkel bis zur Außenseite des Knies fließt, trifft er unterwegs auf den B-Strom. Der linke Teil 2 fließt nach dem Verlassen des Magens durch die Gallenblase, die rechte Niere und schließlich in den zwölften Brustwirbel, wo er sich zerstreut. (Auf der anderen Seite fließt der rechte Teil 2 durch die Milz und die linke Niere, bevor er sich am zwölften Brustwirbel zerstreut).

Auf seinem Weg von der Schulterhöhe hinunter fließt der linke B-Strom in den Bauch. Etwa $2\frac{1}{2}$ cm links vom Nabel fließt er in die Leistenbeuge, wo er sich mit Teil 1 vermischt. Von dort fließt er die Innenseite des rechten

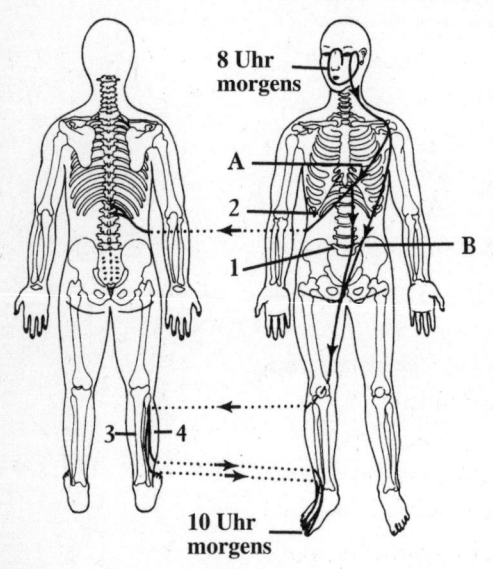

8 Uhr morgens

A

2

1

B

3 — 4

10 Uhr morgens

Abbildung 6.5

126

Oberschenkels hinunter bis zu einer Stelle, die sich etwa 7 bis 8 cm oberhalb des Knies befindet. Sodann fließt er diagonal durch das Knie. An der Außenseite des Knies teilt sich B in die Teile 3 und 4.

Teil 3 fließt an der Außenseite des rechten Beins hinunter in den mittleren Zeh. Teil 4 fließt hinunter in den oberen Teil des Spanns und teilt sich in zwei Teile. Ein Teil von Teil 4 fließt zum zweiten Zeh. Der zweite Teil fließt in die Außenseite des großen Zehs, wo er zur Milzfunktionsenergie wird.

Mit Ausnahme der Strecke, die von der Teil-2-Abzweigung zurückgelegt wird, fließt der rechtsseitige Magenstrom auf einer ähnlichen Route auf der gegenüberliegenden Seite des Körpers. Sowohl der linke als auch der rechte Strom haben ihren Höhepunkt zwischen acht und zehn Uhr morgens. Um zehn Uhr morgens wird die Magenfunktionsenergie zur Milzfunktionsenergie.

Die Jahreszeit, in welcher der Magenstrom die optimale Energiemenge empfängt, ist der Hochsommer. Die Einstellung, die mit einer Disharmonie des Magenstroms in Zusammenhang gebracht wird, ist Sorge.

Den Magenstrom ins Gleichgewicht bringen

Der Magenstrom geht aus der ersten Tiefe hervor. Deshalb brauchen wir nichts anderes zu tun, als beide Daumen jeweils einige Minuten lang zu halten, um sie ins Gleichgewicht zu bringen. Es ist auch möglich, SES 21 und SES 22 wie folgt zu öffnen:

1. Legen Sie die rechte Hand auf das linke SES 21 (an der Unterseite des Wangenknochens). Gleichzeitig wird das linke SES 22 (unter dem Schlüsselbein) mit der linken Hand geströmt (siehe Abbildung 6.6).

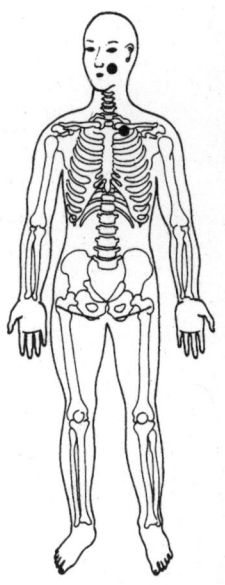

Abbildung 6.6

127

2. Legen Sie die linke Hand auf das rechte SES 21 (an der Unterseite des Wangenknochens). Gleichzeitig wird das rechte SES 22 (unter dem Schlüsselbein) mit der rechten Hand geströmt.

»Matt, mein ältester Sohn, war überfallen worden. Die Polizei hatte den Verbrecher verhaftet, und Matt war ins Krankenhaus gekommen, wo anhand eines Röntgenbildes festgestellt wurde, daß er einen gebrochenen Kiefer hatte und noch am gleichen Nachmittag einer Operation unterzogen werden mußte. Matts erster Anruf galt mir, wobei er mich darum bat, ihm mit Jin Shin Jyutsu zu helfen. Ich kam im Krankenhaus um etwa elf Uhr morgens an und begann mit dem Strömen, das sich etwa sechs Stunden lang hinzog, wobei ich hauptsächlich den Magenstrom verwendete. In der Zwischenzeit verschob die Ärztin die Operation auf den folgenden Tag, da sie sich noch mit einem anderen Arzt beraten wollte. Um drei Uhr nachmittags kamen die Ärzte, um Matt noch einmal zu untersuchen, und sie stellten fest, daß es ihm sehr viel besser ging. Um 6.30 Uhr abends ging ich nach Hause. Als ich zu Hause ankam, fand ich eine Nachricht vom Arzt vor, der mir mitteilte, daß er Matt gesehen habe und ihn nach Hause geschickt habe, da er nicht mehr operiert werden müsse! Welch ein Geschenk!«

Milzfunktionsenergie

Das Tor für die Sonnenenergie

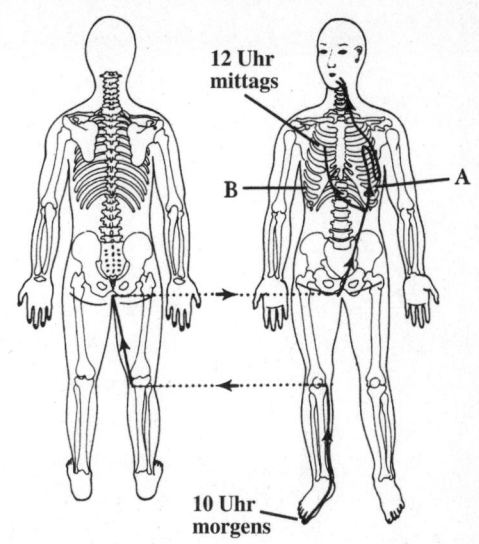

Vom großen Zeh (wo sie aus der Magenfunktionsenergie hervorging) steigt die Milzfunktionsenergie um zehn Uhr zum inneren Fußgelenk durch die Ferse auf und am Innenbein hoch (siehe Abbildung 6.7). Auf der Rückseite des Knies fließt der Strom am Innenbein herauf zur Leistenbeuge, von wo aus er zum Bauch auf der gegenüberliegenden Seite fließt. Von dort steigt die Energie weiter herauf bis zur neunten Rippe. Dort teilt sich der Strom in zwei Teile, Teil A und Teil B.

Abbildung 6.7

Teil A steigt bis zur dritten Rippe auf, dreht dann in Richtung Unterarm, bevor er bis zur siebten Rippe hinunterfließt. An der siebten Rippe wendet sich Teil A nach außen in Richtung Rücken, von wo er hinauf bis in die Kehle steigt. Teil A fließt dann durch die Kehle bis zur Zungenwurzel, wo sich die Energie zerstreut.

Teil B zirkuliert in der Zwischenzeit an der äußeren Oberfläche des Magens, steigt dann auf bis zum Zentrum des Brustraums in das Herz hinein, wo er zur Herzfunktionsenergie wird.

Der Höhepunkt liegt für den Milzstrom zwischen zehn und zwölf Uhr mittags. Um zwölf Uhr mittags wird die Milzfunktionsenergie zur Herzfunktionsenergie. Wie der Magenstrom erhält er seine optimale Energie-

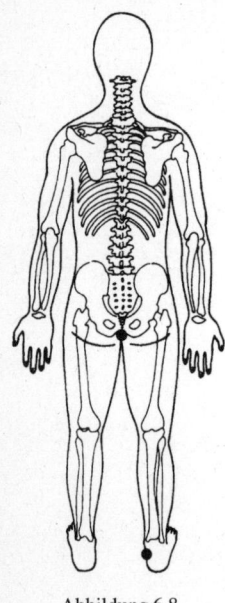

Abbildung 6.8

menge während des Hochsommers. Die mit Milz-stromdisharmonie in Zusammenhang gebrachte Ein-stellung ist ebenfalls Sorge.

Den Milzstrom ins Gleichgewicht bringen

Der Milzstrom geht aus der ersten Tiefe hervor. Um den Milzstrom und die erste Tiefe ins Gleichgewicht zu bringen, wird der Daumen gehalten.

Die folgende Kurzsequenz wird zur Ausgleichung des Milzstroms empfohlen:

1. Legen Sie die rechte Hand auf das rechte SES 5 (zwi-schen Knöchel und Ferse). Gleichzeitig wird die linke Hand auf das Steißbein gelegt (siehe Abbildung 6.8).
2. Legen Sie die linke Hand auf das linke SES 5 (zwi-schen Knöchel und Ferse). Gleichzeitig wird die rech-te Hand auf das Steißbein gelegt.

»1980 war ich mit einer Freundin in Oaxaca in Mexi-ko unterwegs, wo ich wohl etwas Verdorbenes gegessen oder getrunken haben mußte. Jedenfalls wurde ich sehr krank und litt an Schwindel, Übelkeit, Fieber und Schwäche. Ich wies meine Freundin an, den Milz-strom für mich zu verwenden, da ich zu schwach war, es selbst zu tun.

Am nächsten Morgen waren die Symptome ver-schwunden, und ich war wieder in der Lage weiterzu-reisen. Dies zeigte mir, wie tiefgreifend Jin Shin Jyut-su in akuten Situationen sein kann. Wir trafen noch mehrere Menschen auf unserer Reise, die eine Le-bensmittelvergiftung erlitten hatten und wurden da-durch drei bis sechs Tage aufgehalten.«

Herzfunktionsenergie

Der Körper ist im Herzen, wie die Eiche in der Eichel ist.

Um zwölf Uhr mittags ist die Milzfunktionsenergie zur Herzfunktionsenergie geworden und teilt sich in fünf verschiedene Verzweigungen, A, B, C, D und E. Alle fließen aus den vier Öffnungen des Herzens (siehe Abbildung 6.9).

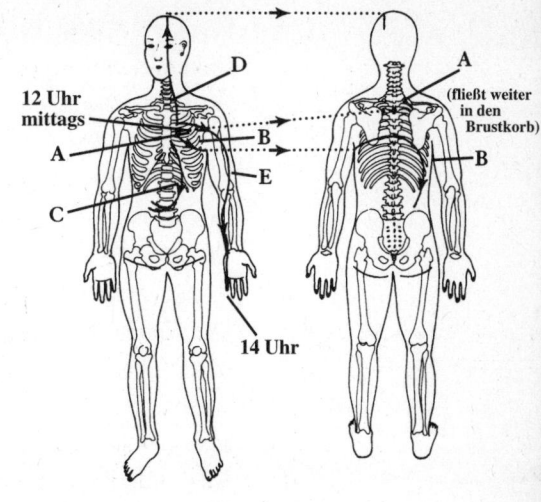

Abbildung 6.9

Teil A fließt durch den dritten Brustwirbel und dann zum Brustraum.

Teil B fließt durch den Unterarmbereich hinunter in Richtung Rücken. Bei der Durchwanderung des siebten Brustwirbels fließt der linksseitige B-Strom zur rechten Niere, während der rechtsseitige B-Strom in die linke Niere fließt.

Teil C fließt von der unteren Herzöffnung durch das Zwerchfell hinunter zu einem Bereich, der sich etwa $2^1/_2$ cm oberhalb des Nabels befindet. Von dort fließt Teil C in den Dünndarm.

Ausgehend von der dritten Vorderrippe steigt Teil D in die Kehle auf und danach durch die Augen und in das Großhirn.

Teil E steigt durch den Brustraum auf. Die linke Seite des E-Zweigs fließt dann in den linken Lungenflügel hinein; die rechte Seite in den rechten Lungenflügel. Von dort aus zirkulieren sowohl der linksseitige als auch der rechtsseitige E-Zweig durch die Luftröhre,

131

bevor sie jeweils zu den Unterarmen fließen. Vom Unterarm gelangt der linke E-Zweig in den linken Arm und der rechte E-Zweig in den rechten Arm. Dort strömt die Energie entlang der Vorderseite des jeweiligen Arms und durch den Ellbogen, bis sie die Innenseite des kleinen Fingernagels erreicht hat. An dieser Stelle wird die Herzfunktionsenergie zur Dünndarmfunktionsenergie.

Der Tageshöhepunkt für den Herzstrom liegt zwischen 12 Uhr mittags und 14 Uhr. Die Jahreszeit, in der die Herzenergie ihren Höhepunkt hat, ist der Sommer.

Verstellung (oder Bemühung) ist die Einstellung, die mit einer Disharmonie im Herzstrom in Zusammenhang gebracht wird.

Den Herzstrom ins Gleichgewicht bringen

Der Herzstrom geht aus der fünften Tiefe hervor. Entsprechend kann er harmonisiert werden, indem die fünfte Tiefe ins Gleichgewicht gebracht wird. Dies kann man unterstützen, indem man einen der beiden kleinen Finger hält.

Die folgende einfache Kurzübung wird auch für die Herzfunktionsenergie empfohlen:

1. Legen Sie die linke Hand auf das linke SES 11 (am oberen Rücken unterhalb der Stelle, wo der Nacken auf die Schultern trifft). Gleichzeitig wird die rechte Hand auf das linke SES 17 (an der Außenseite des Handgelenks, und zwar auf der Seite, auf der sich der kleine Finger befindet) gelegt (siehe Abbildung 6.10).
2. Legen Sie die rechte Hand auf das rechte SES 11 (am oberen Rücken unterhalb der Stelle, wo der

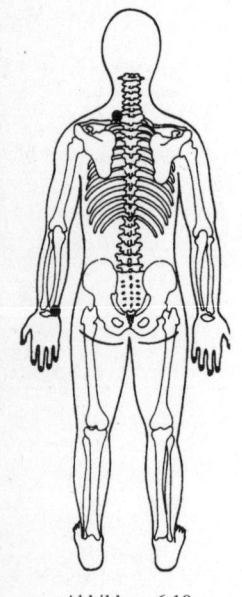

Abbildung 6.10

132

Nacken auf die Schultern trifft). Gleichzeitig wird die
linke Hand auf das rechte SES 17 (an der Außenseite
des Handgelenks, und zwar auf der Seite, auf der sich
der kleine Finger befindet) gelegt.

*»Meine Mutter hatte im Februar dieses Jahres einen
Herzinfarkt, und mein Vater erlitt einen Herzinfarkt
genau ein Jahr vor meiner Mutter. Sie hatte jedenfalls
immer gehört, wie ich meinem Vater den Rat gab, seinen kleinen Finger zu halten. Dies war praktisch das
einzige, was meine Mutter von Jin Shin Jyutsu wußte.
Aber auf dem Weg zum Krankenhaus hielt sie ihren
kleinen Finger ununterbrochen, und wir wissen, daß
ihr der kleine Finger das Leben rettete. Die Ärzte sag-
ten meiner Schwägerin, die Stationsschwester der In-
tensivstation ist, daß meine Mutter dem EKG zufolge
einen massiven Herzinfarkt hätte haben müssen – und
zwar den »ganz Großen«, wie sie es nennen. Aber weit
gefehlt! Ich kam an jenem Abend im Krankenhaus an,
um sie zu strömen. Dies tat ich ebenfalls am Morgen
und am Abend des folgenden Tages. Am Tag darauf
wurde sie operiert, und es wurde erwartet, daß man
eine Verstopfung größeren Ausmaßes in der linken
Herzkammer finden würde. Doch die Verstopfung war
gering. Und bei meinem Vater war es genauso – ich
hatte ihn dreimal vor seinem Belastungstest, der
durchgeführt wurde, damit man feststellen konnte,
wieviel Schaden am Herzen angerichtet war, geströmt. Der Arzt sagte, daß er es nicht glauben könne,
aber es waren keine Zeichen eines Herzinfarkts mehr
zu erkennen. Ich brauche wohl kaum zu sagen, wie
sehr meine Eltern ihren kleinen Finger lieben und ihn
täglich halten.«*

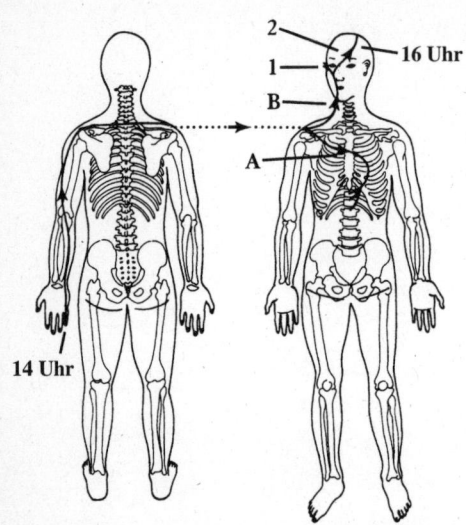

14 Uhr

2
1
B
A
16 Uhr

Abbildung 6.11

Dünndarmfunktionsenergie

Das Vehikel der Erleuchtung

Um 14 Uhr fließt die Dünndarmfunktionsenergie von der Innenseite des kleinen Fingernagels zur Außenseite des kleinen Fingernagels, dann an der äußeren Seite des Ellbogens hinunter und hinauf durch die Rückseite der Schulter (siehe Abbildung 6.11).

Ganz oben am Rücken vermischen sich die linke und die rechte Energie am ersten Brustwirbel. Von dort fließt der linke Dünndarmstrom um die rechte Seite des Halses herum und hinunter in die rechte Schulter an die Vorderseite des Armgelenks. Dort gliedert sich der Strom in zwei Teile, Teil A und Teil B. Teil A fließt in die Brust und dann diagonal ins Herz hinein. Von dort fließt er in den Magen und zerstreut sich.

Teil B steigt in den rechten Wangenknochen auf und spaltet sich dort in zwei Teile. Teil 1 fließt unter das rechte Auge und in das rechte Ohr. Teil 2 steigt in die Stirn oberhalb der Mitte der linken Augenbraue auf, wo er um 16 Uhr zur Blasenfunktionsenergie wird.

Der rechte Strom hat einen identischen Verlauf auf der gegenüberliegenden Seite des Körpers. Die Dünndarmfunktionsenergie hat ihren Höhepunkt zwischen 14 Uhr und 16 Uhr. Die Jahreszeit, in welcher der Dünndarmstrom die größte Energiemenge empfängt, ist der Sommer. Die Einstellung der Verstellung oder

der Bemühung wird mit Disharmonien im Dünndarm-strom in Verbindung gebracht.

Den Dünndarmstrom ins Gleichgewicht bringen

Die fünfte Tiefe ist der Ursprungsort des Dünndarm-stroms. Um die fünfte Tiefe und den Dünndarm ins Gleichgewicht zu bringen, wird der kleine Finger an beiden Händen geströmt. Die folgende SES-Sequenz kann ebenfalls verwendet werden:

1. Legen Sie die linke Hand auf das linke SES 11 (am Rücken unterhalb der Stelle, wo der Nacken auf die Schultern trifft). Gleichzeitig wird die rechte Hand auf das rechte SES 13 (an der Vorderseite des Brustkorbs, etwa auf der dritten Rippe) gelegt (siehe Abbildungen 6.12a und 6.12b).

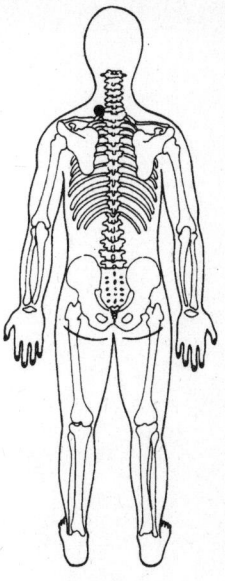

Abbildung 6.12a

2. Legen Sie die rechte Hand auf das rechte SES 11 (am Rücken unterhalb der Stelle, wo der Nacken auf die Schultern trifft). Gleichzeitig wird die linke Hand auf das linke SES 13 (an der Vorderseite des Brust-korbs, etwa auf der dritten Rippe) gelegt.

»Mein Sohn Sascha, der 16 Jahre alt ist, tritt als professioneller Clown bei Kindergeburtstagen auf. Er führt zunächst eine 30-minütige Zaubervorführung vor 10 bis 40 Zuschauern auf, malt dann die Gesichter der Kinder an und macht ihnen am Schluß noch Ballontiere.

Er fing damit an, als er gerade 14 Jahre alt war. Einige Tage vor jeder Party wurde er immer sehr nervös. Immerhin war er nur ein Teenager, der etwas machte, was sonst nur Erwachsene tun, und das hat ihn sicherlich zusätzlich unter Druck gesetzt.

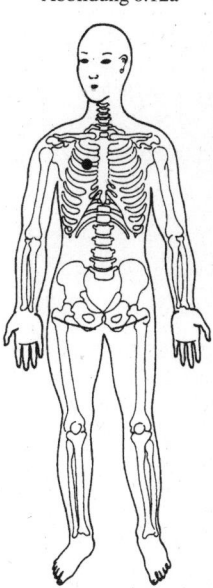

Abbildung 6.12b

Da er, wie Mary sagt, ›vor dem eigentlichen Ereignis nervös‹* war, konzentrierte ich mich auf die fünfte Tiefe und verwendete mehrere Male einen Dünndarmstrom. Wir vergaßen es dann wieder, aber am Sonntag nach der Party sagte er: ›Super, Mama! Dies war das erste Mal, daß ich nicht vor einem Clownauftritt nervös war.‹«

Blasenfunktionsenergie
Nimmt unsere Tränen und Ängste fort.

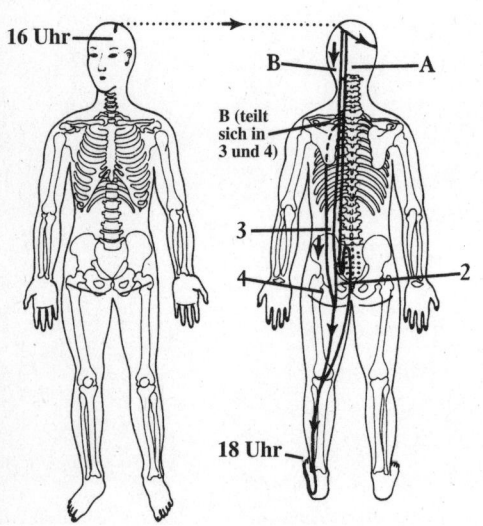

16 Uhr

B (teilt sich in 3 und 4)

B — A

3

4 — 2

18 Uhr

Abbildung 6.13

Um 16 Uhr steigt die Blasenfunktionsenergie von der Stirn diagonal zum Mittelpunkt der Kopfoberfläche auf (siehe Abbildung 6.13). Dort kreuzen sich die Bahnen des linksseitigen und des rechtsseitigen Blasenstroms kurz. Danach nehmen sie wieder ihre jeweilige Route auf, wobei sich beide Ströme in zwei Teile gliedern. Einer dieser Teile strömt in die Ohrmuschel und zerstreut sich dort. Der andere Teil strömt in den Gehirnbereich. Wenn er aus dem Gehirn wieder herauskommt, trennt er sich erneut in zwei voneinander zu unterscheidende Teile, Teil A und Teil B. Teil A fließt auf seiner Route, die etwa $2^1/_2$ cm seitlich

---

* Anm. d. Übers.: Wortspiel von Mary Burmeister, wobei »pre-tense« hier sowohl die Angespanntheit vor einem Ereignis bezeichne, als auch »pre-tense« im Sinne von »Verstellung«, was ja eine der fünf Einstellungen ist.

von der Wirbelsäule verläuft, in das Steißbein. Von dort fließt er in die Blase, und während er dann einwärts und aufwärts fließt, gliedert er sich ebenfalls in zwei Teile. Teil 1 steigt in die Niere auf und fließt dann wieder in die Blase hinunter, wonach er wieder aufsteigt (nicht abgebildet). Teil 2 fließt entlang des Beckenknochens und erscheint wieder auf der Seite des Steißbeins hinter dem Rektum. Von dort fließt er zur Rückseite des Knies und vermischt sich wie unten beschrieben mit Teil 4.

In der Zwischenzeit fließt Teil B, nachdem er sich von Teil A getrennt hat, zur Rückseite der Schulter, wo er sich in zwei Teile trennt (3 und 4).

Teil 3 fließt hinunter und folgt dabei einer Route, die etwa $1\frac{1}{2}$ cm seitlich von der Wirbelsäule verläuft bis zum Ischium (Sitzbein).

Teil 4 fließt ebenfalls auf einer Bahn hinunter, die etwa 7 bis 8 cm seitlich von der Wirbelsäule entfernt verläuft. Auch dieser Teil kommt schließlich am Ischium an, wo er sich mit Teil 3 vermischt. Vom Ischium fließt Teil 4 hinunter zur Rückseite des Knies und vermischt sich mit Teil 2. Er fließt dann weiter hinunter an der Außenseite des Beins entlang, wo er schließlich durch das Fußgelenk zur Außenseite des kleinen Zehs gelangt. Am kleinen Zeh wird Teil 4 der Blasenfunktionsenergie zur Nierenfunktionsenergie.

Die Blasenfunktionsenergie hat ihren Höhepunkt zwischen 16 Uhr und 18 Uhr. Der Blasenstrom empfängt die reichste Energie im Winter. Die mit einer Disharmonie des Blasenstroms in Verbindung gebrachte Einstellung ist Angst (falsche Beweise, die echt erscheinen)*.

---

* Vgl. Fußnote auf S. 32.

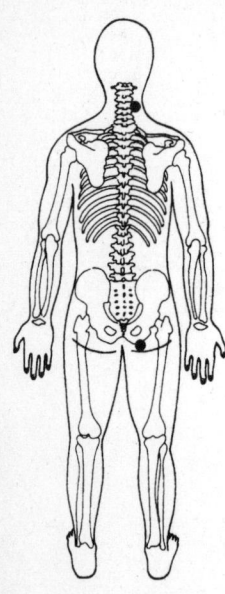

Abbildung 6.14

Den Blasenstrom ins Gleichgewicht bringen

Der Blasenstrom wird mit der vierten Tiefe in Zusammenhang gebracht und wird harmonisiert, indem entweder der Zeigefinger beider Hände gehalten wird, oder die folgende Kurzsequenz verwendet wird:

1. Legen Sie die linke Hand auf das rechte SES 12 (im Nacken in der Mitte zwischen Schädel und Schultern). Gleichzeitig wird die rechte Hand dazu verwendet, das rechte SES 25 (am Ischium) zu strömen (siehe Abbildung 6.14).

2. Legen Sie die rechte Hand auf das linke SES 12 (im Nacken in der Mitte zwischen Schädel und Schultern). Gleichzeitig wird die linke Hand dazu verwendet, das linke SES 25 (am Ischium) zu strömen.

»Eine Bekannte von mir rief an, um mir zu erzählen, daß sie ihren Sohn und ihre Schwiegertochter endlich davon überzeugt habe, ihren acht Monate alten Sohn zu mir zu bringen. Er sollte operiert werden, da sein Tränenkanal noch geschlossen war. Meine Bekannte wußte, daß sie es nur taten, weil sie es wollte, aber sie fragte mich dennoch, ob ich nicht etwas tun könne. Zu diesem Zeitpunkt war ich selbst Anfänger. Ich nahm mir meine Bücher vor, um herauszufinden, welchen Strom ich benutzen könnte. Dann las ich dort, wo der Blasenstrom erklärt wurde, gleich in der ersten Zeile den Hinweis ›geschlossener Tränenkanal‹. Der kleine aktive achtmonatige Junge war eine ziemliche Herausforderung, doch es gelang mir, den Blasenstrom zu verwenden. Nach der zweiten Sitzung rief mich die Mutter an und sagte, daß die Operation abgesagt worden sei, weil sich der Tränenkanal geöffnet habe«.

Nierenfunktionsenergie

*Die Lebensessenz für die indi-
viduelle Entwicklung.*

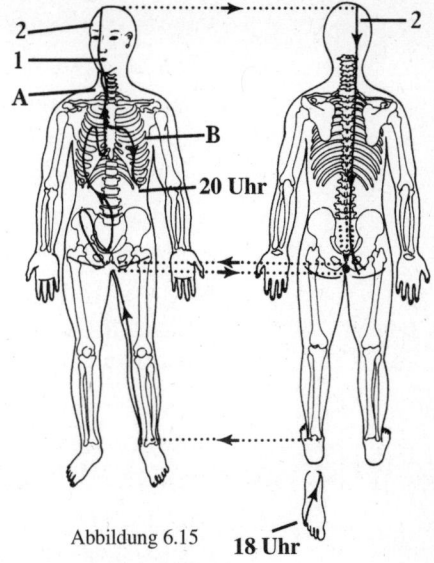

Abbildung 6.15

Um 18 Uhr fließt die Nierenfunktionsenergie von der Außenseite des kleinen Zehs diagonal über die Fußsohle (siehe
Abbildung 6.15). Sie verläuft
dann unterhalb der Innenseite
der Ferse und steigt an der Innenseite des Beins auf, wo sie
durch die innere Leistenbeuge
zum Rektum fließt.

Vom Rektum fließt der Strom
quer hinüber zur gegenüberliegenden Seite des Steißbeins und danach von hinten nach vorne durch die
Fortpflanzungsorgane. Die Energie fließt dann weiter
entlang des Schambeins in den unteren Bauch und
dann zum Nabel. Nachdem sie den Nabel wieder verlassen hat, fließt sie weiter zur Niere. Der linksseitige
Nierenstrom fließt dann zur rechten Niere, während
der rechtsseitige Strom zur linken Niere fließt.

Von jeder Niere fließt der Strom dann hinunter in die
Blase und steigt danach wieder zur achten Rippe auf
und von dort zur Leber. Nachdem er durch die Leber
geflossen ist, gelangt er ins untere Ende des Magens
(»Magenpförtner«), steigt dann zur vierten Rippe hinauf und fließt in die Lunge, wo er sich in zwei Teile
gliedert, Teil A und Teil B.

Teil A steigt durch die Kehle auf, bis er die Zungenwurzel erreicht hat, wo er sich in zwei weitere Teile
spaltet, Teil 1 und Teil 2. Teil 1 zerstreut sich an der

Zungenwurzel. Teil 2 seitlich von der Nase auf zur Stirn, bevor er am Hinterkopf wieder hinunterfließt. Er fließt dann weiter nach unten, wobei seine Bahn etwa einen Zentimeter seitlich von der Wirbelsäule verläuft. Schließlich erscheint Teil 2 an der Vorderseite der Leistenbeuge wieder, wo er sich zerstreut.

Teil B fließt von der Lunge zur dritten Vorderrippe und ins Herz hinein. Die Energie durchwandert dann den unteren Teil des Herzens und gelangt in das Zwerchfell, wo sie zur Zwerchfellfunktionsenergie wird.

Die Nierenfunktionsenergie hat ihren Höhepunkt zwischen 18 und 20 Uhr. Die Jahreszeit, in der sie mit optimaler Energie versorgt wird, ist der Winter. Die mit Disharmonien des Nierenstroms in Zusammenhang gebrachte Einstellung ist Angst.

Den Nierenstrom ins Gleichgewicht bringen

Der Nierenstrom geht aus der vierten Tiefe hervor. Die Strömung des Zeigefingers und der Ausgleich der vierten Tiefe können deshalb dazu beitragen, den Nierenstrom ins Gleichgewicht zu bringen.

Die folgende Kurzübung befähigt uns ebenfalls, den Nierenstrom direkt zu harmonisieren:

1. Halten Sie den linken kleinen Zeh mit der rechten Hand. Legen Sie die linke Hand auf das Schambein (siehe Abbildung 6.16).

2. Halten Sie den rechten kleinen Zeh mit der linken Hand. Legen Sie die rechte Hand auf das Schambein.

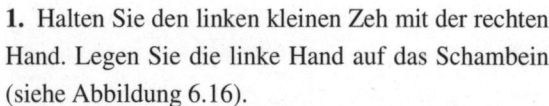
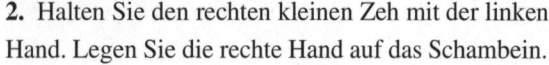

»Die Speiseröhre meines Mitbewohners verengte sich regelmäßig. Als Junge hatte Randy eine ätzende Lö-

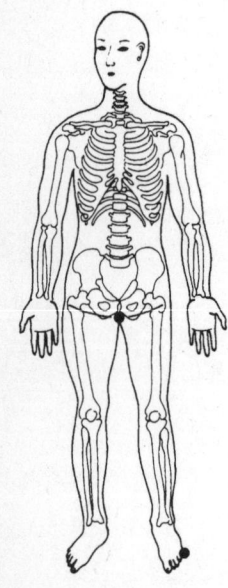

Abbildung 6.16

140

sung geschluckt. Obwohl er sich fast sofort übergeben hatte, führte die Lösung dazu, daß sich seine Speiseröhre zu einer kleinen Öffnung verkleinerte. Selbst Aspirintabletten mußte er zerkauen, da er sie nicht auf einmal schlucken konnte. Randy erzählte mir, daß sich seine Speiseröhre etwa alle fünf Jahre vollständig verschloß. Eines Tages war es wieder soweit. Er wollte nicht ins Krankenhaus gehen, da die einzige Möglichkeit der Öffnung seiner Speiseröhre darin bestand, einen mit einem bestimmten Medikament gefüllten Schlauch durch die Öffnung zu zwängen. Er bat mich deshalb statt dessen um Jin Shin Jyutsu. Ich verwendete den Nierenstrom, da ich in einer der Schriften gelesen hatte, daß eine Disharmonie auch zu einer ›Schwellung‹ führen kann, ›die oben in der Speiseröhre entsteht‹. Wir waren beide erleichtert, als Randy nach dem Jin Shin Jyutsu wieder aufstand, zum Waschbecken ging und ein Glas Wasser trank. Seine Speiseröhre war nicht mehr geschlossen.«

Zwerchfellfunktionsenergie
Die Quelle des Lebens an sich.

Um 20 Uhr fließt die Zwerchfellfunktionsenergie aus dem Zwerchfell ins Herz (siehe Abbildung 6.17). Wenn sie das Herz wieder verläßt, fließt sie hinter die dritte Rippe, wo sie sich in zwei Teile, A und B, teilt.

Teil A strömt abwärts und zirkuliert im Magen, bevor er weiter in einen Bereich hinunterfließt, der sich etwa $2^{1}/_{2}$ cm unterhalb des Nabels befindet. Dort zerstreut er sich in den Dünndarm.

Teil B fließt von der dritten Rippe zur äußeren Seite

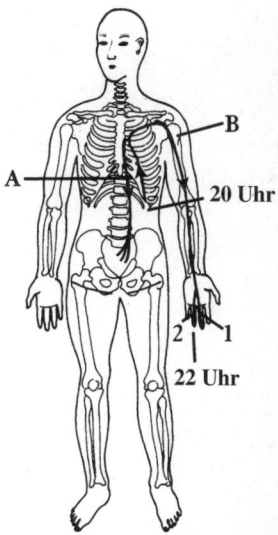

Abbildung 6.17

141

der Brust. Von dort fließt er unter den Arm und steigt dann an der Vorderseite des Arms auf. Von dort gelangt er vom äußeren Ellbogen zur mittleren Vorderseite des Ellbogens, bevor er weiter zur Mitte der Handfläche fließt. Dort spaltet er sich in zwei Teile, Teil 1 und Teil 2.

Teil 1 fließt zur Spitze des Mittelfingers. Teil 2 fließt zur Innenseite des Ringfingers und zirkuliert auf der Spitze des Nagels, bevor er zur Nabelfunktionsenergie wird.

Die Zwerchfellfunktionsenergie hat ihren Höhepunkt zwischen 20 Uhr und 22 Uhr. Da das Zwerchfell innerhalb der sechsten Tiefe (Vollkommenheit) angesiedelt wird, ist ihm nicht nur eine Jahreszeit, sondern das ganze Jahr, zugeordnet.

Absolute Verzweiflung wird mit einer Disharmonie des Zwerchfellstroms in Verbindung gebracht.

Den Zwerchfellstrom ins Gleichgewicht bringen

Das Zwerchfell geht aus der sechsten Tiefe hervor. Um die sechste Tiefe und das Zwerchfell zu harmonisieren, wird die Handfläche geströmt. Die folgende Sequenz ist ebenfalls ein wirksames Werkzeug zur Ausgleichung dieses Stroms:

1. Legen Sie die rechte Hand auf das linke SES 14 (unter die letzte linke Vorderrippe. Halten Sie das rechte SES 19 (in der Armbeuge auf der Daumenseite) mit der linken Hand (siehe Abbildung 6.18).

2. Legen Sie die linke Hand auf das rechte SES 14 (unter die letzte rechte Vorderrippe). Halten Sie das linke SES 19 (in der Armbeuge auf der Daumenseite) mit der rechten Hand.

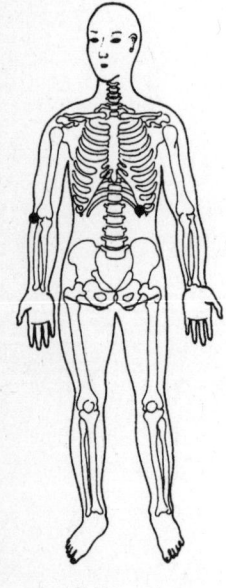

Abbildung 6.18

142

»Meine Schwestern und ich wurden in den vierziger Jahren in Pioneer Vallye im westlichen Massachusetts geboren. Unsere Sommerabende verbrachten wir damit, Flugzeuge dabei zu beobachten, wie sie die Tabakfelder mit DDT besprühten. Die Auswirkungen dieses Gifts auf unseren Körper waren sowohl unmittelbar als auch langfristig. Eine der vielen Langzeitauswirkungen war, daß unsere noch im Wachstum begriffenen Arme und Beine aus der Form gerieten. Als unsere Mutter den Hausarzt fragte, warum die Kinder Mißbildungen entwickelten, sagte Dr. Clark: ›Das ist bei allen Kindern hier im Tal so. Der Grund ist umweltbedingt.‹

Als ich Mitte Zwanzig wurde, war jeder Aspekt meines Wesens schwach: die Atmung, die Aufnahmefunktion, die Ausscheidung, das Immunsystem und die Augen. Ich war hyperaktiv geworden und fühlte mich geistig und emotional blockiert.

1981 begann ich damit, bei Mary Jin Shin Jyutsu zu lernen. Durch ihre gekonnte Führung, mein wachsendes Bewußtsein und mein größeres Verständnis bin ich nun in der Lage, die Starthilfekabel zu verwenden, um mein gesamtes Wesen durch die Zwerchfell- und Nabelfunktionsenergie zu energetisieren. Dies hilft meiner sechsten Tiefe, die für ›das sich ausbreitende Prinzip der Bewegung‹ steht. Dies ist genau das, was ich benötige, um die Kontraktion, die mein Körper erlebte, umzukehren. Durch die Energetisierung meiner Zwerchfellfunktionsenergie konnte ich erleben, wie meine schrägen Augen gerade wurden, mein gerötetes Gesicht heller wurde, mein beschleunigter Puls sich beruhigte, sich meine Atmung verbesserte und sich alle übrigen Körperfunktionen stabilisierten.

*Wenn mein gesamtes Wesen jetzt durch etwas durch-
einandergebracht wird, halte ich meine Handflächen
oder benutze die Zwerchfellstrom-Kurzsequenz, um
die benötigte Energie zu empfangen, und ich kann
feststellen, wie ich wieder zum Gleichgewicht zurück-
kehre.« [Dieser Bericht wird am Ende des Abschnitts
über die Nabelfunktionsenergie fortgesetzt.]*

Nabelfunktionsenergie

Wächter aller Organe.

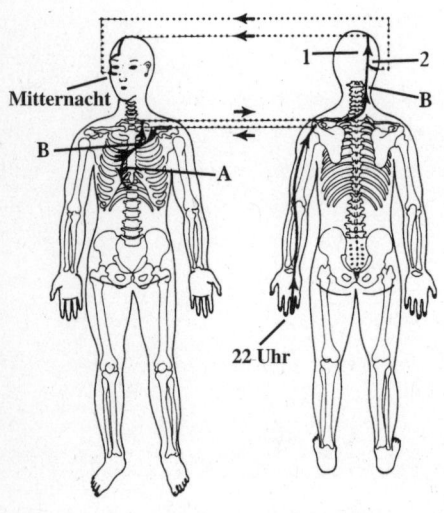

Mitternacht

B

22 Uhr

Abbildung 6.19

Nachdem sich die Zwerchfellfunktionsenergie um 22 Uhr am äußeren Ringfingernagel zur Nabelfunktionsenergie gewandelt hat,
steigt sie an der Rückseite des
Handgelenks auf (siehe Abbildung
6.19). Sie fließt dann am Ellbogen
und Armgelenk und an der Schulter entlang und kommt schließlich
an der dritten Vorderrippe (zwischen den Brüsten) an, wo sie sich
in zwei Teile gliedert, A und B.

Teil A zerstreut sich zuerst an einer Stelle, die sich genau gegenüber vom dritten Rippenknorpel
befindet. Er fließt dann weiter durch die fünfte Rippe,
bevor er ins Herz gelangt. Vom Herzen fließt der
linksseitige A-Strom durch die Bauchspeicheldrüse
und in den Magen. Der rechtsseitige A-Strom trägt
Energie in die Gallenblase, bevor er ebenfalls in den
Magen gelangt.

Teil B (sowohl der linksseitige als auch der rechtssei-

144

tige) steigt zur Schulter hinauf und gelangt durch die Nackenmuskeln und den ersten Brustwirbel zu einer Stelle, die etwa 5 cm vom gegenüberliegenden Ohr entfernt ist. Am Ohr gliedert sich B in zwei Teile, Teil 1 und Teil 2.

Teil 1 fließt von der Rückseite des Ohrs diagonal durch den Kopf und erscheint dann am inneren Rand der Augenbraue. Von dort fließt er quer zum äußeren Rand des Auges und in das Hinterhauptsbein, wo sich der linke und der rechte Strom vermischen.

In der Zwischenzeit fließt Teil 2 von der Rückseite des Ohrs in das Ohr selbst, bevor er in die Mitte des unteren Augenlids fließt. An dieser Stelle wird Teil 2 der Nabelfunktionsenergie zur Gallenblasenfunktionsenergie.

Die Zeit, in der die Nabelfunktionsenergie ihre Maximalenergie empfängt, liegt zwischen 22 Uhr und Mitternacht. Mit ihr wird ebenfalls nicht nur eine Jahreszeit in Verbindung gebracht, sondern das ganze Jahr. Wie beim Zwerchfellstrom kann eine Disharmonie des Nabelstroms zur absoluten Verzweiflung führen.

Den Nabelstrom ins Gleichgewicht bringen

Der Nabelstrom geht aus der sechsten Tiefe hervor und wird deshalb durch Strömung der Handfläche harmonisiert. Für Kurzübungen gelten SES 19 und SES 20.

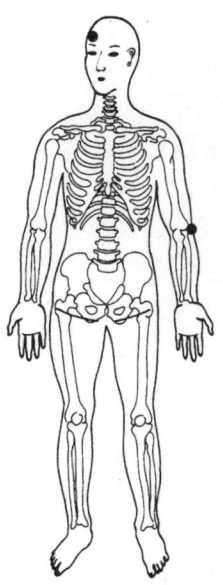

1. Legen Sie die linke Hand auf das rechte SES 20 (am oberen Teil der Stirn, ein wenig oberhalb der Augenbrauen). Gleichzeitig wird die rechte Hand dazu verwendet, das linke SES 19 zu strömen (in der Armbeuge auf der Daumenseite) (siehe Abbildung 6.20).

2. Legen Sie die rechte Hand auf das linke SES 20 (am oberen Teil der Stirn, ein wenig oberhalb der Au-

Abbildung 6.20

genbrauen). Gleichzeitig wird die linke Hand dazu verwendet, das rechte SES 19 zu strömen (in der Armbeuge auf der Daumenseite).

»Durch die Energetisierung meiner Nabelfunktionsenergie hat sich das von mir erlebte Schwächegefühl verbessert. Viele Symptome sind verschwunden. Die Nabelfunktionsenergie hat meinen Körper wahrhaftig in Ordnung gebracht. Ich genieße nun wirklich meine geraden Körperteile und meine aufrechte Wirbelsäule, die Verbesserungen der Aufnahme und Ausscheidung, der Ausdauer, des Sehvermögens, der Widerstandsfähigkeit und die vermehrte Ruhe.
Seit ich 45 Jahre alt bin, erlebe ich Veränderungen in meinem Menstruationszyklus. Die Fähigkeit meines Körpers, den gleichmäßigen Fluß körperlicher Substanzen zu handhaben, was eine Funktion des Nabelstroms ist, wird jeden Monat erneut auf die Probe gestellt. Wenn ich Symptome wie Kopfschmerzen, Nakkenverspannungen, Ohrensausen, nächtliches Schwitzen oder Blähungen verspüre, verwende ich die Nabelfunktionsenergie und erlebe, wie die Symptome verschwinden.«

Gallenblasenfunktionsenergie
Sammeln von objektiven Gedanken; kontrolliert die persönlichen Entscheidungen und geistigen Reaktionen des Menschen.

Kurz nachdem sie in der Mitte des unteren Augenlids erscheint, teilt sich die Gallenblasenfunktionsenergie in zwei Teile, A und B (siehe Abbildung 6.21). Teil A zirkuliert am Wangenknochen, bevor er zu einer Stelle aufsteigt, die etwa einen halben Zentimeter vom äußeren Rand der Augenbraue entfernt ist. An dieser Stelle beschreibt die Energie einen Halbkreis, der von der Rückseite des Ohrs zur Ohrmuschel verläuft. Teil A wendet sich dann zum Hinterkopf und steigt in einem zweiten Halbkreis zur Stirn auf. Wenn er an der Stirn angekommen ist, fließt der Strom in einem weiteren Halbkreis zum Hinterkopf, wo er sich in zwei Teile trennt, 1 und 2.

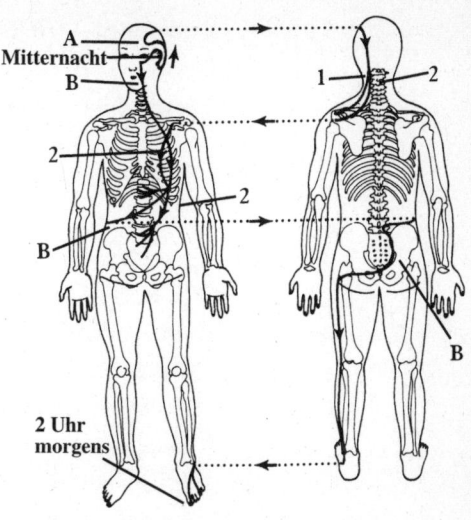

Abbildung 6.21

Teil 1 fließt zur Schulterhöhe (Vorderseite des Schulter- und Armgelenks). Teil 2 geht vom ersten Brustwirbel (am oberen Rücken) diagonal zur Rückseite des Schultergelenks. Von dem Gelenk aus fließt Teil 2 in die Vertiefung der Schulterhöhe. Er strömt dann weiter in den Brustraum, wo er Teil B der Gallenblasenfunktionsenergie kreuzt, bevor er zum siebten vorderen Rippenknorpel hinunterfließt. An der siebten Rippe mischt sich Teil 2 kurz mit Teil B, bevor er sich wieder in zwei Zweige teilt. Einer der Verzweigungen von Teil 2 fließt zum Magen; der andere fließt zum Nabel und zerstreut sich dort.

In der Zwischenzeit ist Teil B vom Wangenknochen zur Vorderseite der Schulter hinuntergeflossen, durch die Vorderseite der vierten Rippe und zum siebten Rippenknorpel, wo er sich mit Teil 2 des A-Stroms vermischt.

Man sollte sich vergegenwärtigen, daß es zwei Sätze

von all den verschiedenen Zweigen des Gallenblasen-
stroms gibt, die jeweils als Spiegelbilder voneinander
auf der linken und der rechten Körperseite verlaufen.
Entlang des B-Stroms fließen die linken und rechten
Zweige jedoch durch verschiedene Organe. Der linke
Teil des B-Stroms fließt durch die Leber, die Gallen-
blase und dann zum vierten Lendenwirbel. Der rechte
Teil des B-Stroms fließt auf dem Weg zum vierten
Lendenwirbel durch die Milz und die Bauchspeichel-
drüse.

Vom vierten Lendenwirbel fließen die linken und die
rechten Teile des B-Stroms in den Bauch. Danach
zirkulieren beide Ströme im Becken und erscheinen
dann an den entgegengesetzten Seiten des Enddarms.
Während sie an den entgegengesetzten Gesäßhälften
weiterfließen, verläuft jeder Strom an der Außenseite
der Beine hinunter und in das äußere Fußgelenk, wo
er sich in zwei Teile trennt. Ein Teil fließt quer über
die Oberseite des Fußes zum vierten Zeh. Der andere
Teil fließt diagonal über die Oberseite des Fußes zum
großen Zehnagel, wo er zur Leberfunktionsenergie
wird.

Die Gallenblasenfunktionsenergie hat ihren Höhepunkt zwischen Mitternacht und 2 Uhr morgens sowie
während des Frühlings. Die mit einer Disharmonie
des Gallenblasenstroms in Zusammenhang stehende
Einstellung ist Wut.

Den Gallenblasenstrom ins Gleichgewicht bringen

Die dritte Tiefe bringt den Gallenblasenstrom hervor.
Der Gallenblasenstrom wird deshalb durch Strömung
des Mittelfingers harmonisiert. Die folgende Übung
kann ebenfalls verwendet werden:

1. Legen Sie die linke Hand auf das linke SES 12 (in der Mitte des Nackens zwischen Schädel und Schultern). Gleichzeitig wird die rechte Hand dazu verwendet, das rechte SES 20 zu strömen (an der oberen Stirn, ein wenig oberhalb der Augenbrauen) (siehe Abbildungen 6.22a und 6.22b).

2. Legen Sie die rechte Hand auf das rechte SES 12 (in die Mitte des Nackens zwischen Schädel und Schultern). Gleichzeitig wird die linke Hand dazu verwendet, das linke SES 20 zu strömen (an der oberen Stirn, ein wenig oberhalb der Augenbrauen).

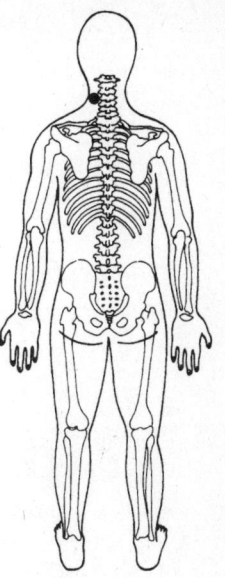

Abbildung 6.22a

»Eine Schullehrerin aus Los Angeles wollte am folgenden Tag nach Europa fliegen, hatte jedoch eine schreckliche Migräne und glaubte, daß sie nicht in der Lage sei, die Reise anzutreten. Sie sprach darüber mit einem Freund am Telefon, der ihr sagte: ›Du brauchst eine Jin-Shin-Jyutsu-Sitzung‹. Sie rief mich an und ich sagte ihr: ›Komm in mein Büro‹. Sie hatte solche Schmerzen, daß sie nicht einmal selbst fahren konnte. Ihre Mutter brachte sie deshalb zu mir. Es ging ihr wirklich sehr schlecht.

Ich erinnerte mich daran, wie Mary sagte, daß der Gallenblasenstrom sehr gut zur Behebung von Migräne sei, und deshalb benutzte ich ihn. Am Ende des Strömens sagte sie: ›Die Schmerzen sind fast weg! Noch nie ist mir so etwas passiert‹. Und am Ende der Sitzung war sie voller Frieden und Begeisterung. ›Ich kann es einfach nicht glauben‹, sagte sie. ›Jetzt kann ich nach Europa fliegen.‹

Als sie von ihrer Europareise zurückkam, begann sie, Jin Shin Jyutsu zu lernen, und heute ist sie ebenfalls eine Praktikerin.«

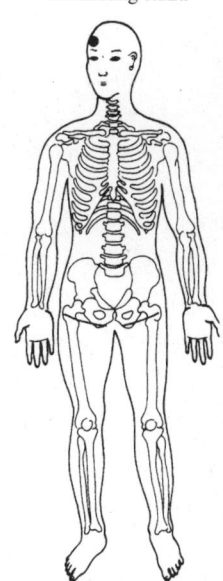

Abbildung 6.22b

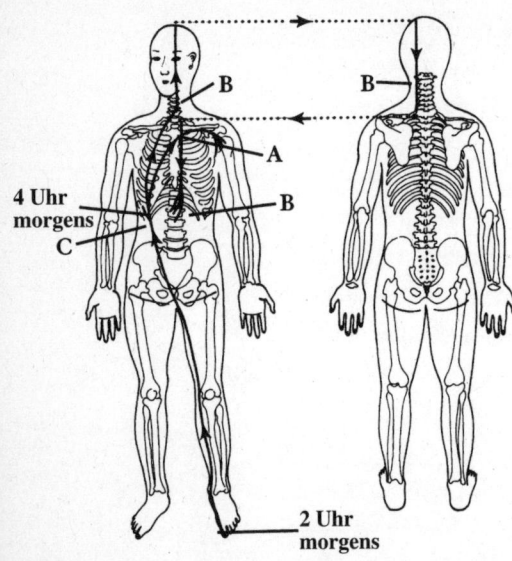

4 Uhr
morgens

2 Uhr
morgens

Abbildung 6.23

Leberfunktionsenergie

*Bindet die Seele an den Kör-
per.*

Um 2 Uhr morgens steigt die
Leberfunktionsenergie von
der Innenseite des großen Zehnagels durch die Innenseite
des Fußgelenks am Bein auf,
fließt durch die Leistenbeuge
und gelangt in die Schamge-
gend (siehe Abbildung 6.23).
Der linke Strom steigt durch
die rechte Seite des Bauches
und die rechte Seite des Magens auf, bevor er in die Gal-
lenblase fließt. Der rechte Strom steigt an der linken
Seite des Bauches und des Magens auf, bevor er in die
Bauchspeicheldrüse gelangt.

Rechter und linker Strom fließen dann durch das
Zwerchfell und gliedern sich in drei Teile – A, B und
C. Teil A steigt auf und fließt quer hinüber zur ersten
Vorderrippe und zum Unterarmbereich, wo er sich
zerstreut und in die Pleura fließt. Teil B fließt hinüber
zur entgegengesetzten Seite der Kehle, wo er zum Au-
genhintergrund aufsteigt. Nachdem er durch das
Großhirn aufgestiegen ist, wendet er sich wieder nach
unten entlang des Hinterkopfs und in die Speiseröhre,
um sich dann an der Außenseite des Magens zu zer-
streuen.

Teil C fließt in die Lunge und wird zur Lungenfunktionsenergie, so daß der Zyklus, der vor 24 Stunden
begann, vollendet wird.

150

Die Leberfunktionsenergie hat ihren Höhepunkt zwischen 2 Uhr und 4 Uhr morgens sowie während des Frühlings. Die mit einer Disharmonie des Leberstroms in Zusammenhang gebrachte Einstellung ist Wut.

Den Leberstrom ins Gleichgewicht bringen

Durch Halten eines der beiden Mittelfinger kann die dritte Tiefe ins Gleichgewicht gebracht werden, die wiederum den Leberstrom harmonisiert. Mit der folgenden einfachen Kurzübung kann man ebenfalls den Strom direkt neu beleben:

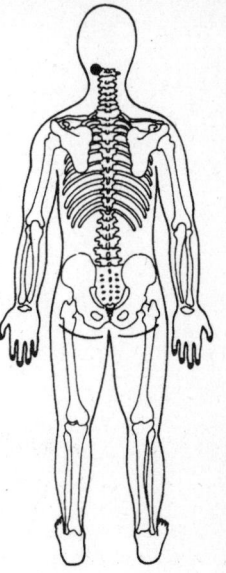

1. Halten Sie das linke SES 4 (an der Schädelbasis) mit der linken Hand, während das rechte SES 22 (unter dem Schlüsselbein) mit der rechten Hand gehalten wird (siehe Abbildungen 6.24a und 6.24b).

Abbildung 6.24a

2. Halten Sie das rechte SES 4 (an der Schädelbasis) mit der rechten Hand, während das linke SES 22 (unter dem Schlüsselbein) mit der linken Hand gehalten wird.

»Im Rahmen meiner Arbeit als Hauskrankenpflegerin ging ich einmal nicht nur zu meinen eigenen Patienten, sondern auch zu denen einer anderen Krankenpflegerin, die in Urlaub war. Ich wurde zu einem Mann namens Timothy geschickt, der an Leberkrebs litt und im Sterben lag. Timothy, ein älterer Ire, lag auf seinem Sofa und sah sehr bleich und ausgezehrt aus. Er hatte starke Schmerzen und einen extrem aufgeblähten Bauch und war sogar im Liegen kurzatmig. Timothy bedeutete mir, daß es seine größte Sorge und Angst sei, seine Tochter, die am Samstag (in drei oder

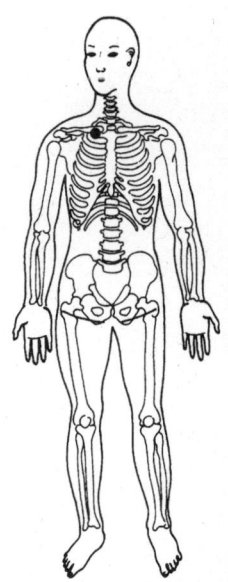

Abbildung 6.24b

151

vier Tagen) heiraten wollte, nicht zum Altar führen zu können, da er noch nicht einmal die paar Schritte von der Couch zur Tür gehen könne. Ich fragte ihn, ob er Interesse hätte, eine Energieharmonisierungskunst zu erfahren, die ich ausübte, und einmal zu sehen, was geschehen würde. Er war einverstanden. Drei oder vier Tage lang führte ich jeden Tag meine herkömmlichen Pflichten als Krankenpflegerin rasch aus und begann dann, die Energie zu harmonisieren. Ich verwendete die Leberfunktionsenergie. Timothys Energie verbesserte sich von Tag zu Tag, und seine Symptome wurden teilweise gelindert. Die Hochzeit war schließlich am folgenden Tag. Ich sagte ihm ›Auf Wiedersehen‹ und wünschte ihm alles Gute.

Am darauffolgenden Dienstag erhielt ich einen Anruf von seiner Frau. Sie sagte, daß ihr Mann nicht nur seine Tochter zum Traualtar geführt habe, sondern daß er auch mit ihr beim Empfang getanzt habe. Er starb wenige Tage später. Bevor er starb, sagte Timothy zu seiner Frau: ›Sag Pattie, es war wegen ihr und dem Jin Shin Jyutsu. Sag ihr Danke.‹ Ich war natürlich erstaunt und voll tiefer Dankbarkeit für ihn und seine Familie. Was mich betrifft, ich war nicht nur Teil der Reise dieses Mannes gewesen, sondern ich glaube, daß dieses Erlebnis der Grund war, warum ich in der Hauskrankenpflege geblieben bin.«

In ihrer Gesamtheit bilden die zwölf Organströme ein erstaunlich umfassendes Netzwerk, das 24 Stunden am Tag jeder Körperregion nährende Energie übermittelt. Während unser Bewußtsein der Energiewege, die dieses Netz ausmachen, wächst, können wir immer besser verstehen, daß wir nicht nur eine Ansamm-

lung von miteinander in Beziehung stehenden Teilen
sind, sondern ein herrliches, vereinigtes Ganzes. Mehr
noch, je besser wir die vielfältigen Beziehungen verstehen, die zwischen den verschiedenen Strömen, den
Sicherheitsenergieschlössern und die Tiefen existie-
ren, um so immuner sind wir gegenüber der Angst vor
dem Unbekannten, einer Angst, die wir normalerweise fühlen, wenn wir mit »großen angsteinflößenden
Etiketten« konfrontiert sind. Wir können verstehen,
daß ein großes Lungenprojekt zum Beispiel nicht unbedingt eine irreparabel geschädigte Lunge anzeigt,
sondern wir lernen dies als eine große, aber korrigier-
bare Störung irgendwo entlang des Netzes, das unsere
Lungen nährt, zu verstehen.

Wenn wir allerdings die Fingerhaltungen und Kurzübungen, die in diesem Kapitel dargestellt werden, ge-
wissenhaft praktizieren, erreichen wir vielleicht nie
den Punkt, an dem wir mit jenen »großen, angsteinflößenden Etiketten« fertig werden müssen. Wir sind bereits gut damit vertraut, wie die Fingerhaltungen dazu
beitragen, ein Gesamtgefühl des Wohlbefindens zu
erhalten, indem sie die allumfassenden Tiefen ins
Gleichgewicht bringen. Nun haben wir auch zwölf
Kurzübungen zur Verfügung, die es uns erlauben, an
den bestimmten Organströmen gelegene SES direkt
zu strömen. Die Verwendung dieser SES ermöglicht
es uns, überall Energie zu strömen, die sich an einem
bestimmten Punkt festgesetzt hat. (Es sollte hier bemerkt werden, daß dies Kurzfassungen von längeren
Jin-Shin-Jyutsu-Übungen sind, mit denen jeder der
zwölf Ströme ins Gleichgewicht gebracht werden
kann. Diese Übungen, die oft das Strömen einer Reihe
verschiedener SES entlang des Stroms beinhalten,

können sehr detailliert sein und würden deshalb den Rahmen dieses Buches sprengen. Wer daran interessiert ist und mehr darüber lernen möchte, wird ermuntert, einen autorisierten Jin-Shin-Jyutsu-Kurs zu besuchen.)

Im nächsten Kapitel werden wir drei sehr besondere und wirksame Übungen kennenlernen, die speziell dazu beitragen können, Milz-, Magen- und Blasenstrom neu zu beleben. Sie sind jedoch auch sehr gut geeignet, um ein Gesamtwohlbefinden aufrechtzuerhalten und um einen schnellen Energieschub bei Bedarf zu ermöglichen. Deshalb sind sie zur täglichen Anwendung empfohlen und werden häufig als *allgemeine tägliche Sequenzen* bezeichnet.

7. Allgemeine tägliche Sequenzen

Die täglichen Sequenzen sind vollständig, weil sie unsere gesamte Vorderseite und unsere gesamte Rückseite reinigen.

Die zwölf Organströme, die Tiefen, die Dreieinigkeitsströme und die Sicherheitsenergieschlösser bilden zusammen die Grundlagenvorstellungen, die den Kern der Heilkunst Jin Shin Jyutsu bilden. Nach dem ersten Kennenlernen dieser Vorstellungen kommt es nicht selten vor, daß Lernende erstaunt sind über die scheinbare endlose Zahl von Möglichkeiten, mit denen ihre subtilen Interaktionen fast jeden Aspekt von Körper, Geist und Seele beeinflussen können. Dennoch fühlen sich viele Menschen beim ersten Kennenlernen dieser Begriffe etwas überwältigt. Neue Bewußtseinsebenen führen häufig zu Verwirrung, wenn wir versuchen, nicht vertraute Gedanken mit alten bekannten Formeln zu begreifen. In ihren Kursen hat Mary neuen Schülern oft folgenden Satz mitgegeben: »Verwirrung ist Fortschritt.«

Auf ähnliche Weise haben sich vielleicht viele, die ein sehr geschäftiges Leben führen, gefragt, wie es möglich ist, all diese neuen Vorstellungen und Praktiken zu lernen und in einem bereits vollen Terminkalender unterzubringen. Die in diesem Kapitel beschriebenen allgemeinen täglichen Sequenzen stellen eine praktische und wirksame Lösung dieses Dilemmas dar. Man kann sie nicht nur leicht erlernen, sondern sie sind auch äußerst hilfreich, wenn es darum geht, den »Schmutz, Staub und schmierigen Dreck«, der sich im Lauf eines geschäftigen Alltags anhäufen kann, zu entladen. Aus diesem Grund werden sie häufig als die »Hausmeister« bezeichnet.

Jeder dieser drei Hausmeister dient dazu, eine andere Energieart im Körper zu reinigen. Diese Arten werden als die vordere aufsteigende Energie, die vordere absteigende Energie und die rückwärtige absteigende Energie bezeichnet. Diese drei Energieformen nacheinander neu zu beleben ist eine besonders gute Möglichkeit, mit fast allen Streßformen, denen wir im modernen Leben regelmäßig ausgesetzt sind, fertig zu werden. Überdies können alle drei Sequenzen genauso gut an uns selbst wie an anderen angewendet werden, was sie besonders nützlich für Selbsthilfezwecke macht.

Bei der Anwendung der Sequenzen befolgen wir genau das gleiche Verfahren, das wir bis jetzt benutzt haben. Jede Position wird einige Minuten lang gehalten oder so lange, bis ein Pulsieren oder Gefühle tiefer Entspannung wahrgenommen werden. Dann wenden wir uns dem nächsten Schritt zu. Anfangs kann es noch schwierig sein, den Rhythmus des Pulswechsels zu spüren, aber wenn wir allmählich geübter sind, werden wir immer sensibler dafür.

Falls es die Zeit zuläßt, sollten die Sequenzen sowohl für die linke als auch für die rechte Körperseite benutzt werden. Es kann aber auch einfach die Körperseite geströmt werden, in der die meiste Spannung ist. Es gibt keine starren Regeln, und es ist völlig in Ordnung, eine Sequenz so anzupassen, daß sie angenehm und bequem ist. Wenn ein bestimmter Schritt zum Beispiel als besonders belebend empfunden wird, kann dieser regelmäßig benutzt werden. Er kann als persönliche kurze Belebungsübung dienen. Schließlich sollten wir uns dessen bewußt bleiben, daß ein Wirksamkeitsradius von 7 bis 8 cm um jede Stelle herum existiert. Wir müssen uns deshalb nicht übermäßig um Präzision bemühen. Die Weisheit des Körpers weiß, wie die Energie verwendet werden muß, die durch die Tiefen, Ströme und Sicherheitsenergieschlösser kanalisiert wird. Die ungefähre Annäherung an die Stelle, wie sie in der Sequenz beschrieben wird, reicht aus, um einen kräftigen Strom an Lebensenergie durch das entsprechende Sicherheitsenergieschloß fließen zu lassen.

Vordere aufsteigende Energiesequenz

Diese Sequenz soll die Milzfunktionsenergie neu beleben. Im Jin Shin Jyutsu wird die Milz oft als die Quelle der »Sonnenenergie« des Körpers betrachtet. Als solche sorgt diese Sequenz für einen hervorragenden Energieschub, wenn wir uns müde oder kaputt fühlen. Da der Milzstrom im harmonisierten Zustand auch zur Linderung von Sorgen dient, ist diese Sequenz besonders gut zur Beruhigung der Nerven. Außerdem dient sie auch zur Stärkung der Verdauungsfunktion.

Für die *rechte* Seite des Körpers (siehe Abbildungen 7.1a und 7.1b):

1. Legen Sie die linke Hand (die Handinnenfläche oder den Handrücken, je nachdem, was angenehmer ist) auf das untere Ende der Wirbelsäule (Steißbein).

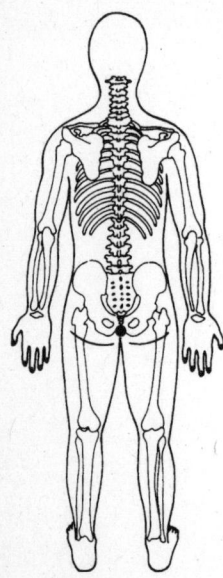

Abbildung 7.1a

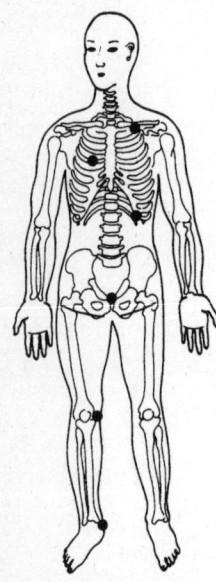

Abbildung 7.1b

2. Legen Sie die rechte Hand auf das *rechte* SES 5, zwischen den inneren Fußknöchel und die Innenseite der Ferse (siehe Abbildung). (Wenn diese Position als unangenehm empfunden wird, können die Finger der rechten Hand auch auf die rechte Innenseite des Knies oder auf das Schambein gelegt werden.)

3. Legen Sie nun die rechte Hand auf das *linke* SES 14, unterhalb der letzten *linken* Vorderrippe.

4. Legen Sie die linke Hand auf das *rechte* SES 13, in der Mitte der *rechten* dritten Rippe unterhalb des Schlüsselbeins, ein wenig über der rechten Brust.

5. Legen Sie die linke Hand auf das *linke* SES 22, in der Mitte des *linken* Schlüsselbeins.

Für die *linke* Seite des Körpers (siehe Abbildungen 7.2a und 7.2b). Diese Sequenz ist die Umkehrung der Sequenz für die rechte Seite:

1. Legen Sie die rechte Hand (die Handinnenfläche oder den Handrücken, je nachdem, was angenehmer ist) auf das untere Ende der Wirbelsäule (Steißbein).

2. Legen Sie die linke Hand auf das *linke* SES 5, zwischen den inneren Fußknöchel und die Innenseite der Ferse (siehe Abbildung). (Wenn diese Position als unangenehm empfunden wird, können die Finger der linken Hand auch auf die *linke* Innenseite des Knies oder auf das Schambein gelegt werden.)

3. Legen Sie nun die linke Hand auf das *rechte* SES 14, unterhalb der Mitte der letzten *rechten* Vorderrippe. (Die rechte Hand befindet sich immer noch am unteren Ende der Wirbelsäule).

4. Legen Sie nun die rechte Hand auf das *linke* SES 13, in der Mitte der *linken* dritten Rippe, unterhalb des linken Schlüsselbeins, genau über der linken Brust.

5. Legen Sie nun die rechte Hand auf das *rechte* SES 22, in der Mitte des *rechten* Schlüsselbeins.

»Ich habe schon immer gerne Süßes gegessen. Folglich gibt es immer wieder Zeiten, in denen ich sehr viel mehr Zucker zu mir nehme, als gut für mich ist. Hinterher fühle ich mich letztlich entweder zu nervös oder sehr träge.

Vor wenigen Jahren besuchte ich auf Empfehlung eines Freundes einen Jin-Shin-Jyutsu-Selbsthilfekurs, wo ich etwas über die vordere aufsteigende Energiesequenz lernte. Kurz nachdem ich einen Heißhungeranfall auf Süßes gehabt hatte, erinnerte ich mich plötzlich an diese Sequenz. Ich begann sofort, sie an mir selbst anzuwenden. Schon kurz darauf fühlte ich mich viel ruhiger und weniger müde.

Seitdem habe ich diese Sequenz täglich benutzt. Ich fühle nicht nur insgesamt eine gesteigerte Energie, sondern spüre auch, daß sich mein Verlangen nach Süßem verringert hat.«

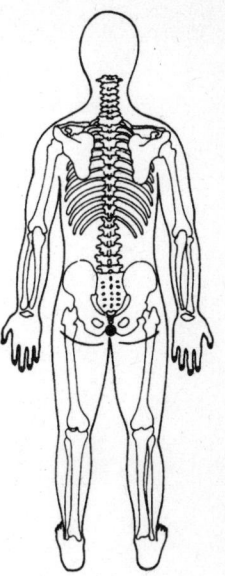

Abbildung 7.2a

Vordere absteigende Energiesequenz

Die folgende Sequenz belebt die Energie neu, die an der Vorderseite des Körpers von Kopf bis Fuß absteigt. Sie hat einen direkten Einfluß auf die Magenfunktionsenergie. Wie die vorhergehende Sequenz hilft sie deshalb, Sorgen und geistigen Streß zu lindern. Sie ist auch sehr wirksam zur Klärung von Stauungen, die oberhalb der Taille festgestellt werden, so zum Beispiel Völlegefühl im Magen. Deshalb ist sie auch sehr nützlich, um Personen zu unterstützen, die mit Gewichtsprojekten zu tun haben.

Wir sollten uns daran erinnern, daß jeder Schritt, der

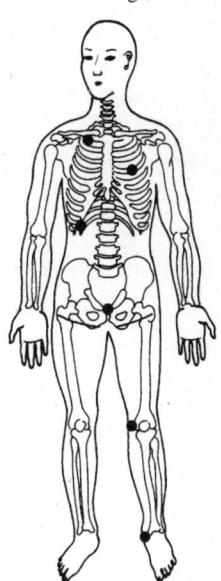

Abbildung 7.2b

159

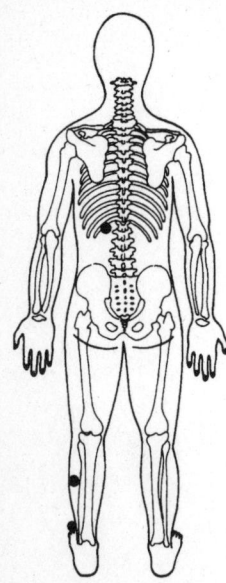

Abbildung 7.3a

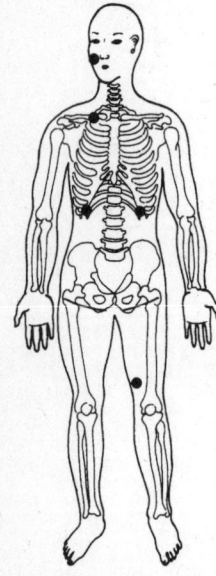

Abbildung 7.3b

nicht bequem zu erreichen ist, einfach ausgelassen werden kann. Wir machen einfach mit dem nächsten weiter, den wir anwenden können, ohne uns anzustrengen.

Für die *rechte* Seite des Körpers (siehe Abbildungen 7.3a und 7.3b):

1. Legen Sie einen oder alle Finger der linken Hand auf das *rechte* SES 21, an die Unterseite des rechten Wangenknochens. Lassen Sie die Hand dort bis zum Ende der Sequenz.

2. Legen Sie einen oder alle Finger der rechten Hand in die Mitte des *rechten* SES 22, am Schlüsselbein.

3. Legen Sie einen oder alle Finger der rechten Hand auf das *linke* SES 14, unterhalb der Mitte der letzten *linken* Vorderrippe.

4. Legen Sie einen oder alle Finger der rechten Hand auf das *linke* SES 23, in die Mitte des Rückens.

5. Legen Sie einen oder alle Finger der rechten Hand auf das *rechte* SES 14, unterhalb der Mitte der letzten *rechten* Vorderrippe.

6. Legen Sie einen oder alle Finger der rechten Hand auf das *linke* hohe SES 1, auf die Innenseite des *linken* Oberschenkels, etwa 7 bis 8 cm oberhalb des linken Knies.

7. Legen Sie einen oder alle Finger der rechten Hand in die Mitte des linken Unterschenkels – auf das untere SES 8, etwa in die Mitte zwischen der Außenseite des Knies und der Außenseite des Fußgelenks – seitlich des *linken* Schienbeins.

8. Legen Sie einen oder alle Finger der rechten Hand auf den *linken* mittleren Zeh und halten Sie ihn mit Finger und Daumen.

Bitte beachten: Die Finger der linken Hand liegen während der gesamten Sequenz an der Unterseite des rechten Wangenknochens, und nur ein oder alle Finger der rechten Hand haben die anderen Schritte vollzogen.

Für die *linke* Seite des Körpers (siehe Abbildungen 7.4a und 7.4b). Diese Sequenz ist die Umkehrung derjenigen für die rechte Seite. Wenn es die Zeit zuläßt, können sowohl die rechte als auch die linke Sequenz angewendet werden. Wenn nicht, sollte die Seite geströmt werden, auf der mehr Spannung ist:

1. Legen Sie einen oder alle Finger der rechten Hand auf das *linke* SES 21, an die Unterseite des *linken* Wangenknochens.

2. Legen Sie einen oder alle Finger der linken Hand auf das *linke* SES 22, in die Mitte des *linken* Schlüsselbeins.

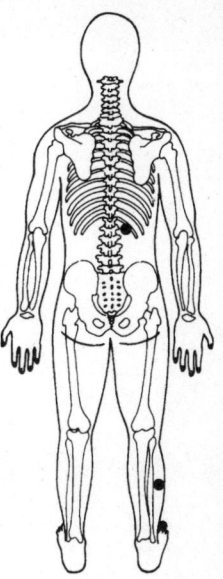

Abbildung 7.4a

3. Legen Sie eincn odcr alle Finger der linken Hand auf das *rechte* SES 14, unterhalb der Mitte der letzten *rechten* Vorderrippe.

4. Legen Sie einen oder alle Finger der linken Hand auf das *rechte* SES 23, in die Mitte des Rückens.

5. Legen Sie einen oder alle Finger der linken Hand auf das *linke* SES 14, unterhalb der Mitte der letzten *linken* Vorderrippe.

6. Legen Sie einen oder alle Finger der linken Hand auf das *rechte* hohe SES 1, auf die Innenseite des *rechten* Oberschenkels, etwa 7 bis 8 cm oberhalb des rechten Knies.

7. Legen Sie einen oder alle Finger der linken Hand in die Mitte des rechten Unterschenkels – auf das untere SES 8, etwa in die Mitte zwischen der Außenseite

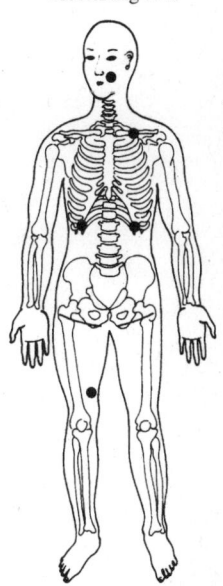

Abbildung 7.4b

des Knies und der Außenseite des Fußgelenks – seitlich des *rechten* Schienbeins.

8. Legen Sie einen oder alle Finger der linken Hand auf den *rechten* mittleren Zeh und halten Sie ihn mit Finger und Daumen.

»Bevor ich mit Jin Shin Jyutsu bekanntgemacht wurde, hatte ich wenig oder gar keine Kontrolle über die anfallartigen Verdauungsstörungen, an denen ich regelmäßig litt. Sie wurden von meinen Allergien gegenüber bestimmten Lebensmitteln und Konservierungsstoffen verursacht. Ich hatte mir auch probeweise verschiedene Medikamente verschreiben lassen, um mit dem Problem fertig zu werden. Doch sie alle hatten unerwünschte Nebenwirkungen.

1979 war eine gute Freundin bei mir, als ich einen dieser Anfälle erlitt. Mir war, als wäre ein festes Band um meine Brust gewunden, das meine Atmung behinderte. Aus früherer Erfahrung wußte ich, daß die Symptome mit dem Magen zu tun hatten und daß ich mehrere Stunden lang großes Unbehagen und Übelkeit empfinden würde.

Glücklicherweise war meine Freundin eine Jin-Shin-Jyutsu-Praktikerin. Sie begann sofort, mit mir zu arbeiten. Man kann sich meine Überraschung und Freude vorstellen, als alle Symptome innerhalb von 30 Minuten verschwanden! Ich konnte nicht glauben, daß das anhalten würde. Ich fragte meine Freundin, ob diese Ergebnisse weiterhin wiederholt werden könnten. Sie sagte mir, daß es möglich sei und daß ich sogar die Fähigkeit besitze, es selbst zu tun.

Sie zeigte mir etwas, das vordere absteigende Energiesequenz genannt wird, und das ich benutzen könne, um meinem Magen zu helfen. Seit 15 Jahren habe ich diese Sequenz täglich angewendet. Sie hat mich bei vielen Gelegenheiten gerettet.«

Rückwärtige absteigende Energiesequenz

Diese Sequenz beeinflußt die Blasenfunktionsenergie. Sie ist deshalb nützlich zur Erleichterung der Ausscheidungsprozesse des Körpers. Sie ist auch ein wirksames Werkzeug zur Befreiung von Kopfschmerzen und Rückenbeschwerden sowie von Muskel- und Beinbeschwerden.

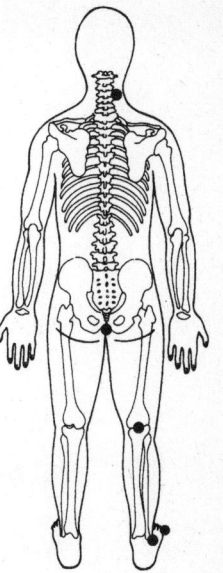

Abbildung 7.5

Für die *rechte* Seite des Körpers (siehe Abbildung 7.5):
1. Legen Sie einen oder alle Finger der linken Hand auf das *rechte* SES 12, auf die rechte Seite des Nakkens zwischen Ohr und Wirbelsäule.
2. Legen Sie die rechte Hand (den Handrücken oder die Handinnenfläche) auf die Unterseite der Wirbelsäule beziehungsweise auf das Steißbein.
3. Legen Sie nun einen oder alle Finger der rechten Hand in die Mitte der *rechten* Kniekehle.
4. Legen Sie nun einen oder alle Finger der rechten Hand auf das *rechte* SES 16, auf die rechte Außenseite des Fußgelenks unterhalb der *rechten* Seite des Fußknöchels.
5. Legen Sie nun einen oder alle Finger der rechten Hand auf den *rechten* kleinen Zeh und halten Sie ihn mit Daumen und Finger.

Für die *linke* Seite des Körpers (siehe Abbildung 7.6). Die Sequenz ist die Umkehrung der Sequenz für die *rechte* Seite:

163

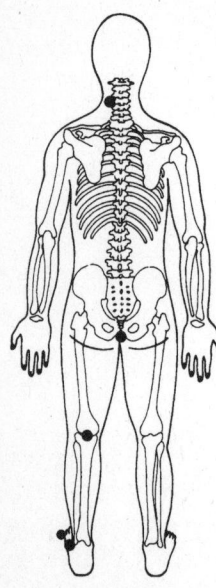

Abbildung 7.6

1. Legen Sie einen oder alle Finger der rechten Hand auf das *linke* SES 12, auf die linke Seite des Nackens zwischen Ohr und Wirbelsäule.

2. Legen Sie die linke Hand (den Handrücken oder die Handinnenfläche) an die Unterseite der Wirbelsäule beziehungsweise auf das Steißbein.

3. Legen Sie nun einen oder alle Finger der linken Hand in die Mitte der *linken* Kniekehle.

4. Legen Sie nun einen oder alle Finger der linken Hand auf das *linke* SES 16, auf die linke Außenseite des Fußgelenks unterhalb der *linken* Seite des Fußknöchels.

5. Legen Sie nun einen oder alle Finger der linken Hand auf den *linken* kleinen Zeh, und halten Sie ihn mit Daumen und Finger.

»Ich litt an Ischialgie. Die Schmerzen strahlten bis in mein gesamtes Bein. Fast zwei Jahre lang litt ich ununterbrochen an den Schmerzen, die im siebten Monat meiner Schwangerschaft begonnen hatten. Die Beschwerden waren immer da, manchmal als brennender Schmerz, der mir nachts das Schlafen unmöglich machte, manchmal als dumpfer Schmerz.

Nachdem ich meine erste Jin-Shin-Jyutsu-Behandlung erhalten hatte, schickte mich die Praktikerin mit der Anweisung nach Hause, den Selbsthilfe-Blasenstrom zweimal täglich anzuwenden [d. h. die rückwärtige absteigende Energiesequenz]. Ich folgte ihren Anweisungen und führte die Schritte der Sequenz etwa 15 Minuten lang morgens und abends aus. Nach fünf Tagen hatte ich keine Beschwerden mehr. Ich fühlte mich auch deutlich ruhiger und optimistischer.

In den nächsten sechs oder sieben Jahren spürte ich

nicht einmal eine Andeutung von Schmerzen. In den letzten Jahren nahm ich verschiedene Male wieder einen leichten Schmerz wahr, der mich an den Verlauf des Ischiasnervs erinnerte. Ein oder zwei Anwendungen des Selbsthilfe-Blasenstroms haben die Beschwerden jedesmal völlig behoben.«

Die vorangegangenen Sequenzen sind die wirksamsten Selbsthilfewerkzeuge des gesamten Jin-Shin-Jyutsu-Repertoires. Für jene, deren Leben besonders hektisch ist, können diese drei allgemeinen täglichen Sequenzen nicht genug empfohlen werden. Wer sich jedoch dafür entscheidet, sie zum festen Bestandteil einer täglichen Routine zu machen, wird sofort bleibende Gewinne und Nutzen erfahren. Indem wir uns einfach die Gelegenheit geben, sie wenige Minuten am Tag anzuwenden, beleben und nähren wir jene Bereiche in uns, die ständig den größten Streß aushalten müssen.

8. Harmonisieren mit Fingern und Zehen

Es ist tröstlich zu wissen, daß alles, was wir brauchen, um in Harmonie mit dem Universum zu sein, jederzeit bei uns ist: unsere Finger und Zehen. Wir müssen uns nie ängstigen, daß wir sie vergessen oder verlegt haben.

Wie im ersten Kapitel beschrieben wurde, zog sich Jiro Murai auf die Berghütte seiner Familie zurück, als er für unheilbar krank erklärt worden war. Dort fastete und meditierte er und übte sich in verschiedenen Fingerpositionen, die als *Mudras* bekannt sind. Murais Erfahrungen mit diesen Mudras führten ihn zu den Einsichten, die Bestandteil von Jin Shin Jyutsu geworden sind. In einem bestimmten Sinn kann alles, was wir in den vorangegangenen sieben Kapiteln gelernt haben, auf diese einfachen Fingerpositionen zurückgeführt werden. Wenn wir uns die Zeit nehmen, diese Mudras zu lernen und zu üben, machen wir uns nicht nur mit den Ursprüngen dieser Kunst bekannt, wir erlangen auch wirksame Mittel, um Gesundheit und Ruhe wiederzuerlangen.

Es wurde bereits erwähnt, daß jeder unserer zehn Finger 14 400 Funktionen innerhalb des Körpers regulieren kann. Murai lernte, daß durch verschiedene Arten des Biegens, Dehnens und Greifens der zehn Finger bis zu 680 verschiedene Mudras geschaffen werden können. Man kann sich leicht vorstellen, daß Kenntnisse dieser verschiedenen Mudras es uns ermöglichen, Energie an jede beliebige Stelle unseres Körpers zu schicken. Murai glaubte auch, daß das schlichte Verbinden von linker und rechter Hand eine Einheit zwischen Körper und Geist herbeiführen kann. Letztlich können die Mudras uns die Möglichkeit geben, eine große Bandbreite von geistigen und emotionalen Themen anzusprechen, einschließlich jener, die sich als besonderes Anliegen für unseren körperlichen Zustand manifestieren.

Es folgen nun acht besonders wirkungsvolle Mudras, die uns befähigen, sowohl die Ursachen als auch die besonderen Anliegen, die einer Reihe von verschiedenen Disharmonien entsprechen, anzugehen.

Fingerposition 1:
Die Belastungen und Blockaden ausatmen

Halten Sie die Handflächenseite des linken Mittelfingers leicht mit dem rechten Daumen. Legen Sie die übrigen Finger der rechten Hand auf die Rückseite des linken Mittelfingers (siehe Abbildung 8.1). Führen Sie dies in umgekehrter Weise für den rechten Mittelfinger aus.

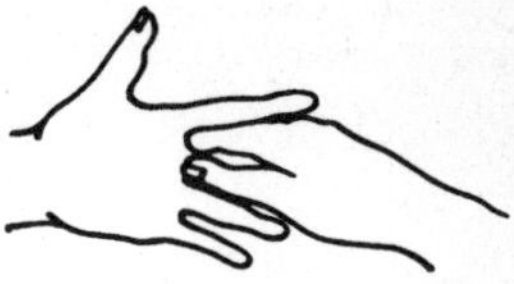

Abbildung 8.1

Diese Fingerposition hilft dabei, allgemeine Spannungen und Streß zu beheben. Sie erleichtert das Ausatmen, was wiederum dazu beiträgt, daß wir uns von den Ursachen schädlicher Stagnationen und Energieblockaden befreien können.

Dieses Mudra kann außerdem verwendet werden, wenn wir uns von einem der folgenden Anliegen bedrängt fühlen:

• Ich kann nicht besonders gut sehen.
• Es fällt mir schwer auszuatmen.
• Ich fühle mich so frustriert.

• Ich bin ständig müde.
• Es fällt mir schwer, mich zu entscheiden – ich zaudere immer so.

Fingerposition 2:
Die Fülle einatmen

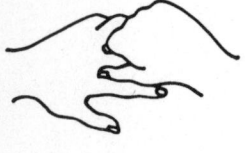

Abbildung 8.2

Halten Sie die Rückseite des linken Mittelfingers leicht mit dem rechten Daumen. Legen Sie die übrigen Finger der rechten Hand auf die Handflächenseite des linken Mittelfingers (siehe Abbildung 8.2). Führen Sie diese Übung dann in umgekehrter Weise für den rechten Mittelfinger aus.

Diese Fingerposition fördert das leichtere Einatmen des Lebensatems – unsere Quelle der Fülle. Sie kann verwendet werden, um die folgenden geistigen oder körperlichen Anliegen zu lindern. .

• Ich kann nicht tief Atem »holen«.
• Ich werde schwerhörig.
• Meine Füße bereiten mir Probleme.
• Ich bin nicht mehr so wach wie früher.
• Meine Augen machen wir wirklich zu schaffen.

Fingerposition 3:
Zur Ruhe kommen und neu beleben

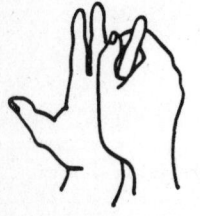

Abbildung 8.3

Halten Sie die Handflächenseite des linken kleinen Fingers und Ringfingers mit dem rechten Daumen. Legen Sie die übrigen Finger der rechten Hand auf die Rückseite des linken kleinen und Ringfingers (siehe Abbildung 8.3). Führen Sie diese Übung auch in umgekehrter Weise für die Finger der rechten Hand aus. Diese Fingerposition hilft dabei, den Körper zu beruhigen, nervöse Spannungen und Streß zu lösen und alle Organfunktionen neu zu beleben. Sie kann benutzt werden, wenn Sie einen der folgenden Geisteszustände oder eines der folgenden körperlichen Symptome verspüren:

• Ich werde so nervös.
• Ich sorge mich um mein Herz.
• Ich kann nicht lange laufen, ohne außer Atem zu kommen.
• Ich »bemühe« mich immer so sehr.
• Ich bin so deprimiert, habe einfach keinen *Spaß*.

Fingerposition 4:
Allgemeine Alltagsermüdungen lösen

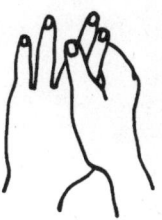

Abbildung 8.4

Halten Sie die Rückseite des linken Daumens, Zeige- und Mittelfingers mit dem rechten Daumen. Legen Sie die übrigen Finger der rechten Hand auf die Handflächenseite des linken Daumens, Zeige- und Mittelfingers (siehe Abbildung 8.4). Führen Sie die Übung in umgekehrter Weise für Daumen und Finger der rechten Hand aus.

Diese Fingerposition hilft dabei, die Ermüdungserscheinungen, Spannungen und den Streß zu lindern, die in unserem alltäglichen Leben angesammelt werden. Sie trägt dazu bei, Sorgen, Ängste und Wut zu lösen. Sie kann verwendet werden, um folgende geistige oder körperliche Schwierigkeiten zu beheben.

• Ich werde immer so müde.
• Ich fühle mich in jeder Beziehung unsicher – sowohl, was die Gesundheit, die Finanzen als auch was das persönliche Glück betrifft.
• Ich fange an, mich alt zu fühlen und alt auszusehen.

- Ich reagiere verärgert und wütend über nichts und wieder nichts.
- Ich mache mir über alles Sorgen.

Fingerposition 5:
Vollkommene Neubelebung

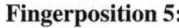

Bilden Sie einen Kreis aus Mittelfinger und Daumen der rechten Hand, indem die Unterseite des Daumens auf den Mittelfingernagel gelegt wird. Stecken Sie dann den Daumen der linken Hand in den Kreis zwischen den rechten Daumen und den Mittelfinger (siehe Abbildung 8.5). Führen Sie die Übung in umgekehrter Form für die rechte Seite durch.

Abbildung 8.5

Dieses Mudra hilft bei der Neubelebung aller körperlichen Funktionen und löst jene Blockaden, die für unsere alltägliche Müdigkeit verantwortlich sind. Es trägt auch dazu bei, die folgenden Beschwerden zu überwinden:

- Ich fühle mich immer so unwohl.
- Eigentlich scheint mir nichts zu fehlen, aber ich werde immer so müde.
- Meine Haut ist in einem fürchterlichen Zustand.
- Ich bin launisch – ich kann einfach nicht anders.
- Ich habe ein unkontrollierbares Verlangen nach Süßigkeiten.

Fingerposition 6:
Freies Atmen

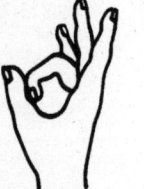

Berühren Sie den Ringfingernagel der rechten Hand mit der Innenseite des Daumens und halten Sie die Position einige Minuten lang (siehe Abbildung 8.6). Führen Sie diese Übung in umgekehrter Weise für den Daumen und Ringfinger der linken Hand aus.

Abbildung 8.6

170

Diese Fingerposition stärkt die Atmungsfunktion und hilft, alle ohrbezogenen Projekte ins Gleichgewicht zu bringen. Wenn wir diese Übung ausführen, während wir laufen, joggen, spazierengehen oder uns auf andere Weise sportlich betätigen, hilft uns diese Fingerposition, leichter zu atmen. Sie kann auch benutzt werden, wenn wir fliegen oder in großen Höhenlagen Auto fahren. Benutzen Sie diese Fingerposition, wenn einer der folgenden körperlichen oder emotionalen Zustände vorherrscht:

- Mein Hautzustand ist fürchterlich.
- Ich fühle mich abgelehnt und ungeliebt und bin ständig den Tränen nahe.
- Ich bin so tolpatschig, einfach ungeschickt.
- Ich habe all meinen gesunden Menschenverstand verloren.
- Meine Ohren machen mir zu schaffen.

Die Fingerpositionen 7 und 8 helfen uns, dem gesamten Wesen Harmonie zuzuführen.

Fingerposition 7:
»Schmutz, Staub und schmierigen Dreck« ausatmen
Berühren Sie die Innenseite der Mittelfinger beider Hände in der Position der gefalteten Hände (siehe Abbildung 8.7).

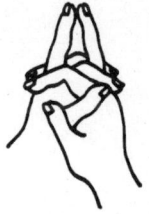

Abbildung 8.7

Diese Fingerposition hilft dabei, allgemeine tägliche Anspannung und Streß aus Kopf, Lungen, Verdauungsfunktionen, Bauch und Beinen zu lösen. Es stärkt außerdem die Fähigkeit auszuatmen und entlädt den ganzen angesammelten »Schmutz, Staub und schmierigen Dreck«.

171

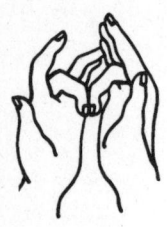

Abbildung 8.8

Fingerposition 8:
Den gereinigten Lebensatem einatmen

Legen Sie die Fingernägel des linken und des rechten Mittelfingers aufeinander (siehe Abbildung 8.8).

Diese Fingerposition hilft dabei, Verspannungen im Rücken abzubauen, und sie fördert ein Gesamtgefühl des Wohlbefindens. Sie stärkt außerdem unsere Fähigkeit einzuatmen und den gereinigten Lebensatem zu empfangen.

Neben diesen Mudras können die Hände auch in Verbindung mit den Füßen verwendet werden, um eine große Bandbreite von Disharmonien, die Körper, Geist und Seele betreffen, anzugehen. Die Sequenzen mit Händen und Füßen werden im folgenden näher betrachtet.

Die Verbindung zwischen Händen und Füßen

Auf der offensichtlichen Ebene bestehen zwischen den Händen und den Füßen auffallende Übereinstimmungen im Aussehen, so zwischen der Handwurzel und der Ferse oder zwischen dem Daumen und dem großen Zeh. Vertreter alter Heiltraditionen betrachten diese Ähnlichkeiten als die Auswirkung der miteinander übereinstimmenden Energiemuster. So haben sie Hände und Füße schon lange als energetisch miteinander verbunden betrachtet.

Nach Jahren des Experimentierens und Forschens beobachtete Jiro Murai, daß das obere Drittel der Finger und Zehen mit dem oberen Teil des Körpers in Verbindung steht – den geistigen und emotionalen Funktionen, dem Gehirn und dem Brustkorb. Er stellte fest, daß diese Gelenke auch mit den Oberschenkeln in Verbindung stehen. Wenn die obersten Gelenke der Finger und Zehen geströmt werden, können geistige und emotionale sowie Spannungen im Brustraum und in den Oberschenkeln gelindert werden.

Die mittleren Gelenke der Finger und Zehen stehen mit dem Gesicht, den Verdauungsfunktionen, dem Bauch und den Unterschenkeln in Verbindung. Die Strömung dieser mittleren Gelenke trägt dazu bei, Blockaden in diesen Bereichen zu lösen. Schließlich stehen die unteren Glieder der Finger und Zehen mit Hals, Becken und Füßen sowie mit dem gesamten physischen Körper in Verbindung. Wenn wir die unteren Glieder strömen, wird diesen Bereichen Energie zugeführt.

Jiro Murai stellte eine ähnliche Beziehung zwischen den drei Gelenkabschnitten und den Handflächen und Fußsohlen fest. Die oberen Gelenke stehen mit den oberen Handflächen und Fußsohlen in Verbindung. Auf ähnliche Weise stehen die mittleren Gelenke mit der Mitte der Handflächen und Fußsohlen in Verbindung. Die unteren Gelenke der Finger und Zehen stimmen schließlich mit den Fersen und den Handwurzeln überein.

Außerdem erkennt Jin Shin Jyutsu an, daß es eine analoge Beziehung zwischen den Fingern und Zehen der einander gegenüberliegenden Körperseiten gibt. Diese Beziehung wird deutlich, wenn wir eine Hand auf den gegenüberliegenden Fuß legen. Auf diese Weise können wir sehen, wie der Daumen mit dem kleinen Zeh, der Zeigefinger mit dem vierten Zeh und so fort eine Linie bilden.

Es folgen einige Selbsthilfesequenzen, die diese Bezie-

hungen zwischen den Händen und Füßen zur Wiederherstellung von Gesundheit und Harmonie einsetzen.

Handflächen und Fußsohlen:
Neubelebung des gesamten Wesens

Die Mitte der Handflächen und Fußsohlen steht mit
dem Hauptzentralstrom, der Quelle unserer Lebensenergie, in Verbindung. Diese Energie, die alle Zellen
des Körpers nährt, kann deshalb durch Verwendung
der Handflächen und Fußsohlen harmonisiert werden.
Menschen ballen oft ganz unbewußt ihre Fäuste, um
sich selbst neu zu beleben und ihren ermüdeten und
erschöpften Zustand mit neuer Energie aufzufrischen.
Geballte Fäuste stehen jedoch eher für Anspannung
und Streß, während eine offene Handfläche auf einen
entspannteren Seinszustand hinweist. Die folgenden
zwei Sequenzen können verwendet werden, um Er-
müdung, geistige Verwirrung, Augenüberanstrengung und Bauchkrämpfe zu lindern. Sie helfen auch
dabei, die Zirkulation in den Füßen zu verbessern.

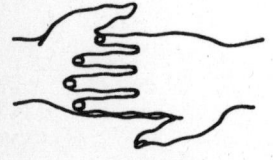

Abbildung 8.9

Die Handflächen

Legen Sie die Handflächen so aufeinander, daß die
rechten Fingerspitzen die linke Handfläche berühren
und die linken Fingerspitzen die rechte Handfläche
berühren (siehe Abbildung 8.9).

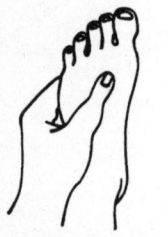

Abbildung 8.10

Die Fußsohlen

Halten Sie den linken Fuß mit der linken Hand, und
zwar so, daß die Fingerspitzen die Mitte der Fußsohle
berühren, während der Daumen oben auf dem Fuß
aufliegt (siehe Abbildung 8.10). Man kann jeden Fuß
einzeln oder beide Füße gleichzeitig strömen.

174

Gegenüberliegende Finger und Zehen

Daumen und kleiner Zeh

Die Daumen und die kleinen Zehen sind oft die sensibelsten Gelenke beim Strömen. Sie benötigen deshalb häufig die intensivste Wiederaufladung und die meiste liebevolle Zuwendung.

Im Jin Shin Jyutsu werden die Daumen als die »Anführer des Parademarschs« betrachtet. Wenn die Daumenenergie nicht rhythmisch strömt, kommen alle Nachfolgenden aus dem Takt. Die Daumen vertreiben allgemeine tägliche Ermüdungserscheinungen und fördern eine gesunde Verdauung. Durch Strömung des Daumens können wir Spannungen aus Kopf, Schultern und Lungen lösen.

Die kleinen Zehen harmonisieren alle Formen von Muskelkrämpfen und helfen, Kopfschmerzen zu beseitigen. Sie lösen Angst, Unsicherheit, Ungewißheit, Eifersucht, Rachegefühle und Starrköpfigkeit. Durch Strömung des kleinen Zehs können Verspannungen aus dem Rücken gelöst, eine gesunde Aufnahme und Ausscheidung gefördert und die Fortpflanzungsfunktion gestärkt werden (siehe Abbildung 8.11). Die kleinen Zehen stärken außerdem die Nieren- und die Blasenfunktion.

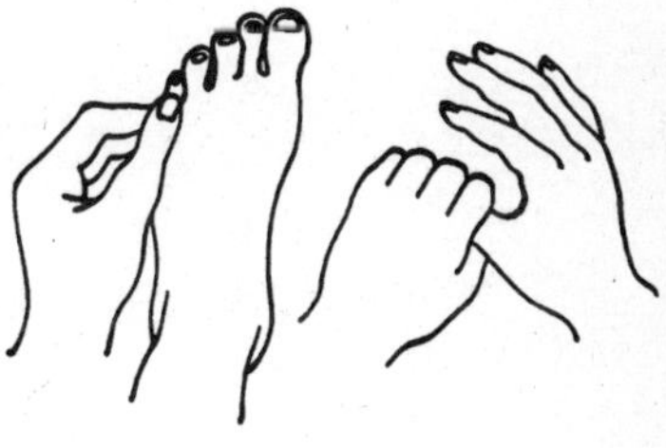

Abbildung 8.11

Wie die Mudras können diese Finger- und Zehensequenzen dazu verwendet werden, geistigen Streß im Zusammenhang mit der körperlichen Verfassung zu lindern. Die Sequenz mit dem Daumen und dem kleinen Zeh kann immer dann angewendet werden, wenn Sie feststellen, daß Sie einen der folgenden Gedanken haben:

175

- Ich bin ganz aus dem Gleichgewicht.
- Es fällt mir schwer zu atmen.
- Mein Herzschlag ist unregelmäßig.
- Ich habe Fieber.
- Mein Verdauungssystem ist aus dem Gleichgewicht.
- Ich fühle mich nervös.
- Ich habe Muskelkrämpfe.
- Ich werde schnell müde.
- Ich mache mir viele Sorgen.
- Ich fühle mich unsicher und bin mir meiner selbst nicht sicher.
- Ich scheine nicht abnehmen zu können.
- Ich fühle mich aufgebläht.

Zeigefinger und vierter Zeh

Durch Strömung der beiden Zeigefinger können die Funktionen beeinflußt werden, welche die Knochen und das Knochenmark neu beleben (siehe Abbildung 8.12). Das Strömen des Zeigefingers kann auch bei Babys hilfreich sein, um Unbehagen zu beseitigen, daß mit Zahnen und Sabbern in Verbindung steht. Es fördert die Heilung von Zähnen und Zahnfleisch. Es beugt grauem Haar und Haarausfall vor, und es fördert eine gesunde Kreislauffunktion im gesamten Körper. Durch das Halten der Zeigefinger und der vierten Zehen werden Angst und Depressionen gelindert. Es ist auch nützlich zur Beseitigung von Blockaden, die zu Aufgeblähtsein, Flüssigkeitsretention und zur Bildung von Gasen führen.

Der vierte Zeh kann auch für sich geströmt werden, um Leber, Gallenblase, Milz, Bauchspeicheldrüse und Zwerchfell neu zu beleben. Auch der Rücken und das

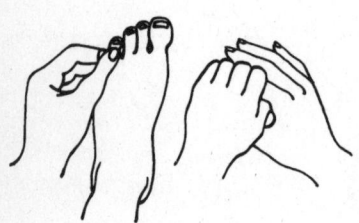

Abbildung 8.12

Atmungssystem können durch diese Anwendung gestärkt werden. Halten Sie den vierten Zeh und den Zeigefinger immer dann, wenn Sie feststellen, daß Sie folgende Gedanken haben:

- Ich fühle mich unsicher und ängstlich.
- Ich fühle mich einsam und ungeliebt.
- Es scheint so, als käme ich nicht voran. Ich brauche immer irgend etwas.
- Ich langweile mich.
- Ich habe Verstopfung.
- Ich habe chronische Ohrenprobleme.
- Ich leide an Schleimbeutelentzündung, an Tennisellenbogen, Schmerzen am Handgelenk und/oder an den Fingern.
- Meine Nägel sehen fürchterlich aus.

Mittlerer Zeh und Mittelfinger

Das Strömen der mittleren Zehen und der Mittelfinger ist ein allgemeiner Harmonisierer, der aber besonders wirksam für die Atmungs- und die Verdauungsfunktion ist (siehe Abbildung 8.13). Es fördert die optimale und gesunde Milchproduktion bei stillenden Müttern. Es löst Spannungen und Streß in den Knien.
Diese Übung ist nützlich, wenn eine der folgenden Aussagen für Sie zutrifft:

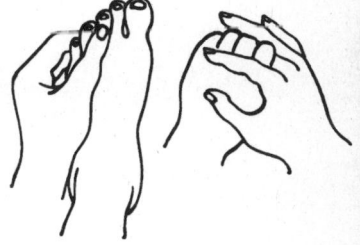

Abbildung 8.13

- Ich bin wütend.
- Ich bin müde. Ich sehe abgehärmt aus.
- Ich bekomme schnell blaue Flecken.
- Ich leide an Migräne.
- Meine Augen bereiten mir Probleme.

- Ich kann nicht atmen.
- Meine Verdauung bereitet mir Probleme.
- Ich habe Schluckprobleme.
- Ich habe Sprechprobleme.
- Ich habe Hörprobleme.
- Ich bin ständig unter Strom – ich kann mich nicht entspannen.

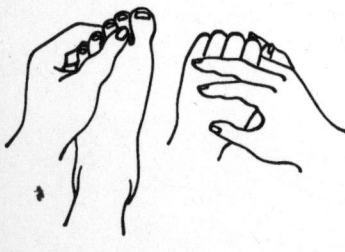

Abbildung 8.14

Zweiter Zeh und Ringfinger

Wenn Sie den zweiten Zeh und den Ringfinger halten, können Sie Spannungen und Streß im Brustraum, bei der Atmung und im Verdauungssystem lindern (siehe Abbildung 8.14). Dies ist auch hervorragend geeignet, um Lebensfreude zurückzubringen, um den Geist zu befreien und das Sehvermögen zu verbessern. Verwenden Sie die folgende Sequenz, wenn eine der folgenden Aussagen auf Sie zutrifft:

- Ich bin nicht in Harmonie mit mir selbst.
- Ich bin so emotional.
- Ich bin unglücklich und kann nicht aus mir heraus.
- Ich bin das Opfer meiner Gedanken, meiner Gefühle, meiner Wünsche. Ich kann nicht einmal atmen, meine Brust ist so eng. Ich bin völlig verschleimt.
- Ich höre mich weinerlich an, selbst wenn ich nicht traurig bin.
- Ich bin ein Häufchen Elend. Ich habe Hautprobleme und Ausschlag.
- Meine Augen machen mir Probleme.
- Ich habe Verdauungsprobleme.
- Ich habe keine Energie, aber je mehr ich herumliege, um so schlechter geht es mir.

Großer Zeh und kleiner Finger

Die kleinen Finger und die großen Zehen harmonisieren das Kreislauf-, Nerven-, Muskel- und Knochensystem. Sie helfen auch dabei, Ohr- und Verdauungsprobleme zu lindern (siehe Abbildung 8.15). Das Strömen der kleinen Finger und der großen Zehen kann Lachen in unser Leben bringen. Es kann auch Blähungen und Schwellungen der Fußgelenke lindern. Wenn wir feststellen, daß wir nicht klar denken können, wenn wir Kopfschmerzen haben oder an Atemproblemen leiden, kann das Halten der kleinen Finger und der großen Zehen ein Hilfsmittel sein. Das Halten von großem Zeh und kleinem Finger ist ebenfalls angezeigt, wenn eine der folgenden Aussagen auf uns zutrifft:

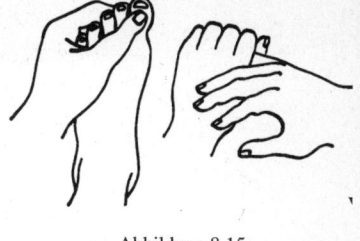

Abbildung 8.15

- Es ist mir so peinlich, wenn ich zu stottern anfange. Ich gerate in Panik, und das macht es auch nicht besser.
- Ich schwitze so, es ist peinlich.
- Ich bin ständig durstig.
- Ich bemühe mich so sehr, aber ich scheine nicht recht voranzukommen und bin dann so entmutigt.
- Wie soll ich denn auch glücklich sein?
- Ich bekomme Krampfadern, und sie beginnen zu schmerzen und häßlich auszusehen.
- Ich habe Verdauungsprobleme und Sodbrennen, was mir Sorgen macht.
- Ich höre immer schlechter.
- Ich habe Ohrgeräusche.
- Meine Haut ist trocken.
- Ich empfinde keine Begeisterung oder Freude.
- Ich werde wohl niemals Erfolg haben. Ich bin ein Versager.

179

- Ich versuche, durch Bewegung an Kraft zu gewinnen, aber ich fühle mich hinterher noch schlechter.
- Mein Baby hat Probleme mit dem Schlafen.
- Ich habe mir das Bein gebrochen.
- Ich habe mir den Fuß verstaucht.
- Ich neige zu Unfällen.
- Ich habe Probleme mit dem Wasserlassen.
- Ich habe keine Energie.
- Ich nasche gern.

Die kreative Kraft des gesamten Universums liegt in jedem einzelnen Finger und in jeder einzelnen Zehe. Die einzige Möglichkeit, dies zu erfahren, besteht jedoch darin, daß wir die stattfindende Verwandlung erleben, wenn wir sie tatsächlich strömen. Wir können selbst feststellen, mit welchen schönen und dynamischen Werkzeugen wir ausgestattet sind.

9. Erste Hilfe und Sofort-
maßnahmen zur Heilung

In diesem Buch wurde immer wieder festgestellt, daß es zahlreiche Anwendungsgebiete für Jin Shin Jyutsu gibt. Es kann als vorbeugende Maßnahme angewendet werden, und es kann helfen, chronische, lange andauernde Beschwerden zu lindern. Jin Shin Jyutsu ist ferner auch als Erste Hilfe in Notfällen sehr wirksam, da es immer und überall sofort zugänglich ist. Darüber hinaus ist es eine wohltuende Ergänzung bei herkömmlichen Behandlungsmethoden. Seine sanfte, nicht-invasive Wirkungsweise stellt sicher, daß seine Ausübung unbedenklich ist und daß es nicht zu Wechselwirkungen mit anderen Behandlungsmethoden kommt.

Im folgenden sind die vielen verschiedenen Möglichkeiten aufgelistet, in denen Jin Shin Jyutsu entweder als Erste-Hilfe-Maßnahme oder als Heilmethode bei chronischen Beschwerden angewendet werden kann. Diese Kurzmethoden können entweder an uns selbst praktiziert werden oder zur Unterstützung anderer. Einige der Sequenzen werden mehrmals in diesem Kapitel vorgeschlagen.

Allergie: Halten Sie das hohe SES 19 (am Oberarm) und das gegenüberliegende SES 1 (am Innenschenkel).

Ängstlichkeit: Verschränken Sie die Arme vor der Brust und halten Sie den äußeren Rand der Schulterblätter in der Nähe der Unterarme, an SES 26.

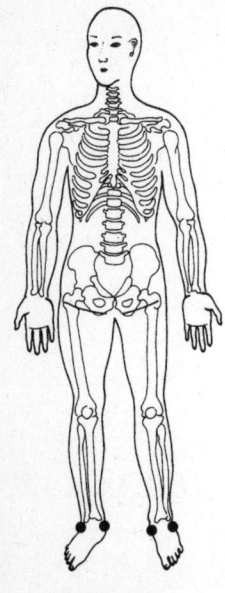

Abbildung 9.1

Appetit ins Gleichgewicht bringen: Halten Sie den unteren Rand der Wangenknochen, an SES 21.

Arthritis: Während Sie den linken Fuß halten, halten Sie SES 5 am Knöchel auf der Innenseite des Fußes mit der rechten Hand und SES 16 am Knöchel auf der Außenseite des Fußes mit der linken Hand. Zur Strömung des rechten Fußes wird SES 5 am Knöchel auf der Innenseite des Fußes mit der rechten Hand und SES 16 am Knöchel auf der Außenseite des Fußes mit der linken Hand gehalten (siehe Abbildung 9.1).

Asthma und Atemprobleme: Legen Sie die linke Hand unter die letzte linke Vorderrippe auf SES 14 und halten Sie das rechte SES 23 in der Mitte des Rückens mit der rechten Hand (siehe Abbildungen 9.2a und 9.2b).

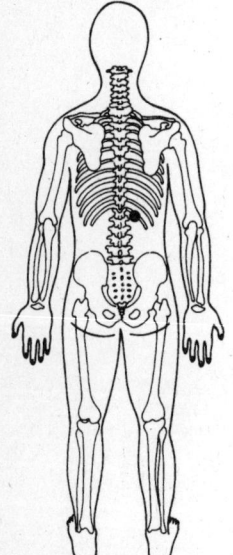

Abbildung 9.2a

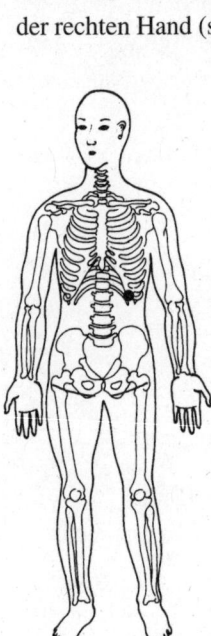

Abbildung 9.2b

Augenüberanstrengung: Halten Sie den Hinterkopf an SES 4 und den Wangenknochen der gegenüberliegenden Körperseite an SES 21 (siehe Abbildung 9.3).

Blähungen, Schwellungen und Wasserretention: Verschränken Sie die Arme vor der Brust und halten Sie die Innenseite der Knie an SES 1.

Blutungen: Legen Sie die rechte Hand auf den Bereich der Blutung und die linke Hand auf die rechte Hand (siehe Abbildung 9.4). Frauen, die übermäßig starke Menstruationsblutungen haben, können diese Sequenz anwenden, indem sie die Unterleibsregion halten.

Brustprojekte: Verschränken Sie die Arme vor der Brust und halten Sie den äußeren Rand der Schulterblätter in der Nähe der Unterarme an SES 26.

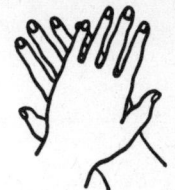

Abbildung 9.3

Cholesterinspiegel ins Gleichgewicht bringen: Halten Sie die Mitte der Handflächen beider Hände.

Chronisches Ermüdungssyndrom: Halten Sie die Mitte des Rückens auf beiden Seiten der Wirbelsäule an SES 23.

Depressionen: Halten Sie den Bereich unmittelbar unter dem Schlüsselbein an SES 22 und halten Sie SES 23 auf der gegenüberliegenden Körperseite in der Mitte des Rückens (siehe Abbildung 9.5).

Durchfall: Halten Sie den rechten Unterschenkel am unteren SES 8.

Erkältungen, Grippe und Fieber: Halten Sie die obere Schulter an SES 3 und die Leistenbeuge derselben Körperseite an SES 15.

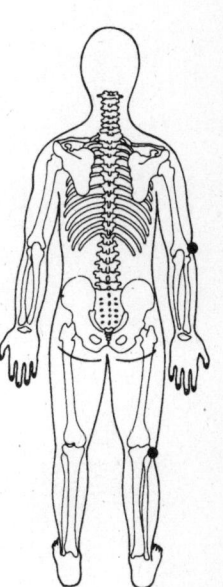

Abbildung 9.4

Fortpflanzungsprojekte (männlich und weiblich): Halten Sie beide Seiten der Brust an SES 13.

Fruchtbarkeit: Halten Sie beide Seiten der Brust an SES 13.

Gedächtnis: Legen Sie die rechte Hand oben auf den Kopf und die Finger der linken Hand zwischen die Augenbrauen.

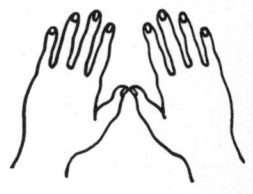

Abbildung 9.5

183

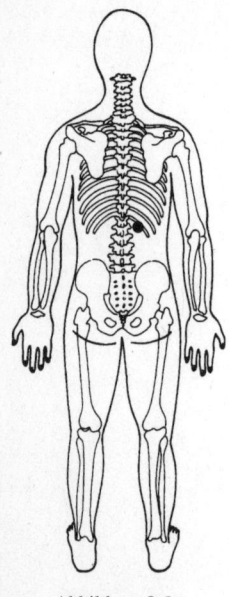

Abbildung 9.6a

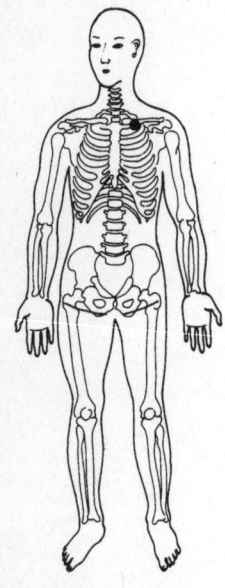

Abbildung 9.6b

Gelenkschmerzen: Legen Sie die Handfläche auf den Bereich der Gelenkbeschwerden.

Hammerzehen: Legen Sie die Handfläche auf den Hammerzeh, während Sie gleichzeitig die Fußwölbung des gegenüberliegenden Fußes an SES 6 halten.

Handgelenkschmerzen: Verschränken Sie die Arme vor der Brust und halten Sie SES 19 in der Armbeuge auf der Daumenseite.

Hautprojekte (Akne, Ausschläge usw.): Legen Sie die Handflächen auf beide Unterschenkel.

Herzbeschwerden: Halten Sie die kleinen Finger.

Hitzewallungen: Halten Sie den linken Unterschenkel an SES 8.

Hörprobleme: Halten Sie die Schulter an SES 11 und die Brust der gegenüberliegenden Körperseite an SES 13.

Immunsystem: Halten Sie die obere Schulter an SES 3 und die Leistenbeuge derselben Körperseite an SES 15.

Impotenz und Sexualprojekte: Halten Sie beide Seiten der Brust an SES 13.

Insektenbisse: Legen Sie die linke Hand direkt auf den Biß und die rechte Hand auf die linke Hand (siehe Abbildungen 9.6a und 9.6b). Diese Haltung kann auch zur Entfernung von Splittern verwendet werden.

Kater: Halten Sie die oberen Schultern und den Nacken an SES 11, SES 12 und SES 3.

Kieferprojekte: Halten Sie den schmerzenden Kiefer-
bereich und auf der gegenüberliegenden Körperseite
den Knöchel an der Außenseite des Beins an SES 16.

Knieprojekte: Verschränken Sie die Arme vor der
Brust und halten Sie die beiden Oberarme am hohen
SES 19.

Knöchel- und Fußprojekte: Halten Sie das Handgelenk der dem schmerzenden Fußgelenk gegenüberliegenden Körperseite an SES 17.

Kopfschmerzen:
• Kopfschmerzen am Hinterkopf: Halten Sie den
Daumen an SES 18.

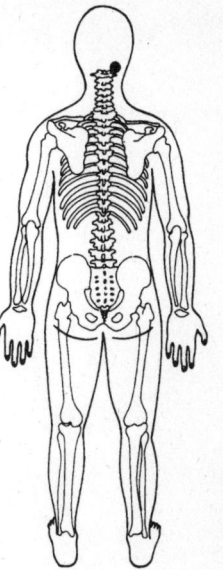

• Kopfschmerzen auf der Vorderseite des Kopfes:
Halten Sie den Knöchel an der Außenseite des Beins
an SES 16.

Abbildung 9.7a

• Migräne: Halten Sie sowohl SES 16 als auch SES 18.

Krämpfe: Halten Sie das linke und das rechte SES 23
in der Mitte des Rückens.

Menstruationskrämpfe: Halten Sie beide SES 13 auf
der Brust.

Muskelkrämpfe: Halten Sie die äußere Rückseite der
Knie an SES 8.

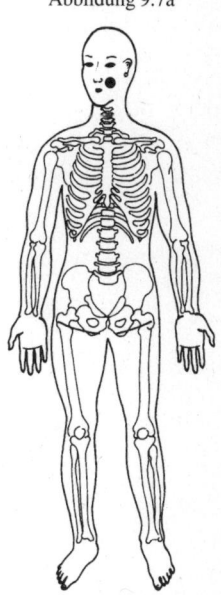

Nackenverspannungen: Halten Sie SES 12 am Nak-
ken und das untere Ende der Wirbelsäule (Steißbein)
(siehe Abbildungen 9.7a und 9.7b).

Abbildung 9.7b

Nasennebenhöhlenprojekte: Verschränken Sie die Arme vor der Brust und halten Sie SES 19 in der Armbeuge auf der Daumenseite.

Ohnmacht, Bewußtlosigkeit: Halten Sie die Unterseite des Schädels an beiden SES 4.

Ohrensausen: Halten Sie die Ringfinger.

Rückenschmerzen und Ischiassyndrom: Halten Sie das linke und rechte SES 15 in der Leistenbeuge.

Schlaflosigkeit: Halten Sie den unteren Bereich des Daumens an SES 18.

Schluckauf: Halten Sie den Bereich unmittelbar hinter den Ohrmuscheln am seitlichen SES 12.

Schulterverspannungen: Halten Sie die Schulter an SES 11 und die Leistenbeuge derselben Körperseite an SES 15.

Schwindelgefühle: Halten Sie die Unterseite der Wangenknochen an SES 21.

Sodbrennen: Halten Sie den Bereich unterhalb des unteren Endes des Brustbeins zwischen den beiden SES 14.

Stillende Mütter: Halten Sie die Mittelfinger.

Trotzanfälle: Halten Sie die großen Zehen an SES 7.

Übelkeit: Kreuzen Sie die Hände und halten Sie das hohe SES 1 an den Innenschenkeln.

Verbrennungen: Legen Sie die Hand auf den verbrannten Bereich oder, wenn dies zu schmerzhaft ist, legen Sie die Hand auf den Bereich über der Verbrennung (einige Zentimeter von der verbrannten Haut entfernt) (siehe Abbildung 9.8).

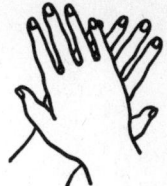

Abbildung 9.8

Verstopfung: Halten Sie den linken Unterschenkel am unteren SES 8.

Wehen und Entbindung: Halten Sie den unteren Rückenbereich an SES 2 und das Knie der gegenüberliegenden Körperseite an SES 1.

Zahnschmerzen: Halten Sie den Zeigefinger der dem schmerzenden Zahn gegenüberliegenden Körperseite.

Zehenballenentzündung: Halten Sie die Armbeuge auf der Daumenseite an SES 19 und gleichzeitig SES 8 auf der Rückseite des Knies außen (siehe Abbildung 9.9).

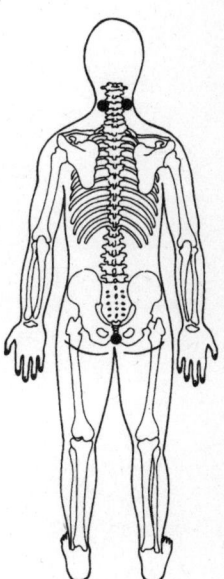

Abbildung 9.9

Anhang

Es folgen nun die häufigsten Fragen, die über das Erlernen und die Ausübung der Heilkunst Jin Shin Jyutsu gestellt werden.

Wie lernt man Jin Shin Jyutsu?
Der 5-Tage-Kurs in Jin Shin Jyutsu wird mehrere Male im Jahr in verschiedenen Teilen der Welt abgehalten. Das Seminar umfaßt 35 Stunden und ist eine Verbindung aus Vorträgen und praktischen Übungen. Einige Teilnehmer melden sich an, weil sie Praktiker werden möchten, während es andere aus privatem Interesse tun.
Der Kurs besteht aus zwei Teilen (jeweils mit einem Begleittext): In Teil 1 (drei Tage) liegt das Hauptaugenmerk auf der lebendigen Beziehung zwischen der unsichtbaren Energie, der Art und Weise, wie wir atmen, den Einstellungen, die wir haben, und ihrem Einfluß auf den physischen Körper. Die Vorstellung einer unsichtbaren Lebensenergie wird während des gesamten Seminars behandelt. Dabei wird immer wieder auf die Wahrnehmung der dreifachen Natur des Menschen – Geist, Seele und Körper – und die zwischen ihnen bestehenden Beziehungen und das Verständnis der Rolle, die sie in unserem Leben spielen, eingegangen.
Neben einer allgemeinen Einführung in Jin Shin Jyutsu beschreibt Teil 1 auch seine Geschichte und Philosophie. Er erklärt die Dreieinigkeitsströme und die diagonalen Vermittler, die Stellen der 26 Sicherheitsenergieschlösser und die Übungssequenzen, die angewendet werden, um die SES zu harmonisieren sowie spezifische disharmonische Energiemuster ins Gleichgewicht zu bringen.
Das Hauptaugenmerk von Teil 2 (zwei Tage) liegt auf dem manifestierten Körper. Das Fühlen der Pulse, die zwölf Organströme einschließlich der Kreislaufverläufe, Möglichkeiten zur Wiederherstellung ihres Gleichgewichts und Übungssequenzen zur Harmonisierung spezifischer Ungleichgewichte werden in diesem Teil des Kurses vorgestellt.

Wieviele Jin Shin Jyutsu-Lehrer gibt es?
Es gibt acht Lehrer, die von Mary Burmeister und Jin Shin Jyutsu Inc. autorisiert sind, 5-Tage-Kurse zu geben und die damit in Verbindung stehenden Materialien auszuteilen. Sechs dieser Lehrer leben in den Vereinigten Staaten und zwei in Europa: Dr. Susan M. Brooks, Muriel Carlton, Philomena Dooley, Wayne Hackett, Lynne Pflueger, Waltraud Riegger-Krause, Matthias Roth, Jed Schwartz.
Zusätzlich erteilt Dr. Haruki Kato, ein Schüler des Meisters Jiro Murai, Medizinern in Japan Unterricht in Jin Shin Jyutsu.

Gibt es einen Einführungskurs in Jin Shin Jyutsu, der vor dem 5-Tage-Kurs belegt werden kann?
Viele Praktiker bieten Selbsthilfekurse in Jin Shin Jyutsu an, in denen die Grundvorstellungen dargestellt werden, die auf Mary Burmeisters drei Einführungsbüchern beruhen.

Wer erteilt diese Kurse?
Schüler, die an drei 5-Tage-Kursen teilgenommen haben, haben sich dafür qualifiziert, an einer Ausbildung zum Selbsthilfelehrer teilzunehmen. Ein solches sogenanntes IT IS-Seminar* bereitet interessierte Schüler darauf vor, Selbsthilfekurse zu geben. Eine Teilnahmebescheinigung wird am Schluß des IT IS-Kurses ausgestellt.

Wo werden Jin Shin Jyutsu-Seminare gegeben?
Zur Zeit werden sie an vielen Orten in den Vereinigten Staaten abgehalten, wobei die meisten Kurse in Arizona, Kalifornien, Colorado und im Raum New York stattfinden. Jin-Shin-Jyutsu-Seminare werden auch in Brasilien, Westeuropa und Kanada angeboten.

Für weitere Informationen über Seminare, Materialien, Bücher und Vorträge von Jin Shin Jyutsu in Ihrer Nähe, wenden Sie sich bitte an:

> Klaus Rainer Boesch
> Kessenicherstraße 238, 53129 Bonn
> Telefon 02 28 / 45 98, Fax 02 28 / 23 94 04

Informationen über Kurse erhalten Sie auch bei:

> Birgitta Meinhardt
> Am Blumenstrich 10, 69151 Neckargemünd
> Telefon 0 62 23 / 23 31, Fax 0 62 23 / 7 11 48

> Waltraud Riegger-Krause
> Georgenstraße 136a, 80798 München
> Telefon und Fax 0 89 / 1 23 81 51

> Matthias Roth
> Sierichstraße 160, 22299 Hamburg
> Telefon und Fax 0 40 / 48 13 93

---

* Anm. d. Übers.: IT IS ist die engl. Abkürzung für »Instructor Training in Self-Help«, steht aber auch für »Infinite Truth, Infinite Self« (Unendliche Wahrheit, Unendliches Selbst).

189

Informationen über weltweite Kurse sowie den »Main Central« erhalten Sie bei:

> Jin Shin Jyutsu, Inc.
> 8719 E. San Alberto
> Scottsdale, AZ 85258
> USA
> Telefon (001) 602 998-9331
> Telefax (001) 602 998-9335
> Internet: http://www.inficad.com/-jsjinc.

Von Mary Burmeister sind außerdem erschienen:

- Jin Shin Jyutsu, Physio Philosophie, Text 1. [Englische Originalausgabe 1971, 1981, 1987, 1988.] Deutsche Übersetzung 1977, 1983, 1990. Überarbeitete Fassung der deutschen Übersetzung von Matthias Roth und Waltraud Riegger-Krause, Raphael Verlag, Bonn 1995.
- Einführung in Jin Shin Jyutsu, Zweites Buch. [Englische Originalausgabe 1981.] Deutsche Übersetzung von Waltraud Riegger-Krause und Matthias Roth, Raphael Verlag, Bonn 1994.
- Einführung in Jin Shin Jyutsu, Drittes Buch. Deutsche Übersetzung von Waltraud Riegger-Krause und Matthias Roth, Raphael Verlag, Bonn 1994.

Register

Akne 184
Akupressur 26
Akupunktur 26
Allergie 162, 181
Arthritis 18, 182
Asthma (*siehe auch* Atemprobleme) 50, 122, 182
Atemprobleme 64, 108, 179, 182
Augenbeschwerden 85, 174, 182
Ayurveda 26

Bandscheibenvorfall 66
Bauchschmerzen 111, 174
Beinbeschwerden 82, 93, 163
Betreuerströme (linker und rechter) 62, 67ff., 71, 72, 73, 75, 115
Bewußtlosigkeit 186
Blähungen 78, 80, 98, 102, 146, 179, 182
Blasenfunktion 53
Blasenfunktionsenergie *siehe* Blasenstrom
Blasenstrom 134, 136ff., 154, 163, 164f.
Blutungen 182

Chi (Qi) 25
Chinesische Medizin 26

Depressionen 176, 183
Diagonale Vermittlerströme *siehe* Vermittlerströme, diagonale
Dickdarmfunktion 50
Dickdarmfunktionsenergie *siehe* Dickdarmstrom
Dickdarmstrom 116, 121, 122ff.
Dreieinigkeitsströme 66ff., 73, 74, 115, 155, 188

Dünndarmfunktion 55ff.
Dünndarmfunktionsenergie *siehe* Dünndarmstrom
Dünndarmstrom 132, 134ff.
Durchblutungsstörungen 11, 99
Durchfall 183

Einstellungen (allgemein) 32, 40ff., 188
– Absolute Verzweiflung 45, 142, 145
– Angst 53, 107, 137, 140
– Sorge 46, 127, 130
– Trauer 49, 121, 123
– Verstellung, Bemühung 55, 132, 134
– Wut 51, 148, 151
Energie
–, absteigende 72, 80, 120, 156
–, aufsteigende 72, 80, 120, 156
Energiefunktion
–, absteigende 63
–, aufsteigende 64
Energiesequenz, rückwärtige absteigende 163ff.
Energiesequenz, vordere absteigende 159ff.
Energiesequenz, vordere aufsteigende 157ff.
Epileptische Anfälle *siehe* Schüttelkrämpfe
Erkältung 34, 78, 83, 183

Fieber 72, 78, 83, 130, 176, 183
Fistel 15
Flüssigkeitsretention 19, 182
Frösteln 72
Fußschwellungen 64

Gallenblasenfunktion 51f.
Gallenblasenfunktionsenergie *siehe* Gallenblasenstrom
Gallenblasenstrom 116, 145, 146ff.
Geburtswehen 187
Gelenkschmerzen 18, 184
Grippe 72, 183

Haarausfall 176
Halsschmerzen 83, 85
Hämatom (Bluterguß) 125, 177
Hammerzehen 184
Hauptzentralstrom 62ff., 67, 71, 73, 115, 174
Hauterkrankungen 178, 184
Herzbeschwerden 34, 80, 184
Herzfunktion 55ff., 58
Herzfunktionsenergie *siehe* Herzstrom
Herzinfarkt 133
Herzklappeninsuffizienz 57
Herzstrom 129, 131ff., 132
Hitzewallungen 184
Hüftbeschwerden 64, 87, 91, 93, 97

Impotenz 184
Ischialgie 164

Juckreiz, rektaler 15

»Kater« 185
Ki 25
Knöchelverletzungen 91
Koma 16
Kopfschmerzen (*siehe auch* Migräne) 64, 80, 88, 101, 104, 146, 163, 175, 179, 185
Krampfadern 170
Krämpfe 174, 176, 185
Krebs 33